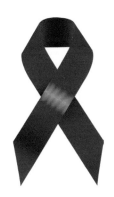

HIV感染诊断、治疗与预防

咨询问答手册

U0347639

主　编　赵　燕

编　者　（按姓氏汉语拼音排序）

黄晓婕　首都医科大学附属北京佑安医院

李　侠　云南省传染病专科医院艾滋病关爱中心

李爱华　中国疾病预防控制中心性病艾滋病预防控制中心

李在村　首都医科大学附属北京佑安医院

刘　霞　中国疾病预防控制中心性病艾滋病预防控制中心

米国栋　中国疾病预防控制中心性病艾滋病预防控制中心

穆薇薇　中国疾病预防控制中心性病艾滋病预防控制中心

苏　舒　中国疾病预防控制中心性病艾滋病预防控制中心

孙丽君　首都医科大学附属北京佑安医院

姚　均　中国疾病预防控制中心性病艾滋病预防控制中心

赵　燕　中国疾病预防控制中心性病艾滋病预防控制中心

北京大学医学出版社

HIV GANRAN ZHENDUAN、ZHILIAO YU YUFANG ZIXUN WENDA SHOUCE

图书在版编目 （CIP） 数据

HIV感染诊断、治疗与预防咨询问答手册/赵燕主编.
－－北京：北京大学医学出版社，2016.11
ISBN 978-7-5659-1493-5

Ⅰ.①H… Ⅱ.①赵… Ⅲ.①获得性免疫缺陷综合征
－诊疗－问题解答②获得性免疫缺陷综合征－预防（卫
生）－问题解答Ⅳ.①R512.91-44

中国版本图书馆CIP数据核字（2016）第261593号

HIV 感染诊断、治疗与预防咨询问答手册

主　　编：赵　燕
出版发行：北京大学医学出版社
地　　址：（100191）北京市海淀区学院路 38 号　北京大学医学部院内
电　　话：发行部 010-82802230；图书邮购 010-82802495
网　　址：http：//www.pumpress.com.cn
E－mail：booksale@bjmu.edu.cn
印　　刷：北京圣彩虹制版印刷技术有限公司
经　　销：新华书店
责任编辑：马联华　袁朝阳　责任校对：金彤文　责任印制：李　啸
开　　本：710mm×1000mm　1/16　印张：6.5　字数：158 千字
版　　次：2016 年 11 月第 1 版　2016 年 11 月第 1 次印刷
书　　号：ISBN 978-7-5659-1493-5
定　　价：26.00 元

序

艾滋病是人类遇到的最为棘手的一种病毒性传染病。一方面，艾滋病病毒本身的生物学特性决定了它的复杂性和攻克的艰难性；另一方面，从艾滋病传播流行的社会学特征来看，其传播方式敏感、隐蔽，预防措施的有效性在很大程度上依赖于落实措施的强度、针对性和持续性。

在过去的 30 多年里，我国艾滋病防治工作取得了明显成效。整体疫情持续控制在较低流行水平，总感染人数仅占全球感染者总数的 2%，总人群艾滋病病毒感染率仅相当于全球感染率的 1/8。随着艾滋病防控措施的强力落实，我国艾滋病流行的传播方式逐年演变，经血传播已经得到很好的控制，经性途径传播在当年新报告感染者中的比例逐年增加，在 2015 年新报道病例中经性途径感染占 95%。这种传播方式的变化预示着未来艾滋病防治工作进入攻坚克难阶段，防艾形势仍严峻。

2016 年 6 月，联合国举行艾滋病高级别会议，审议并通过了 2016 年《关于快速加紧防治艾滋病病毒和到 2030 年终结艾滋病流行的政治宣言》，为实现到 2020 年三个 90% 目标（即 90% 感染者获得诊断、90% 诊断的感染者获得治疗、90% 治疗的感染者获得病毒抑制）和到 2030 年终结艾滋病流行的目标，制订了明确的线路图。目前，正值中国遏制与防治艾滋病"十三五"行动计划开局之年，我们要积极落实各项防治措施，加强咨询检测，尽早发现感染者，加强高风险人群的宣传和预防干预，尽早为感染者启动抗病毒治疗，争取在"十三五"期间让艾滋病防治工作再上一个新台阶。

为了进一步提高感染者检测发现到接受抗病毒治疗的各个环节的服务质量，我们需要为感染者提供更加专业、全面的咨询及服务。由中国疾病预防控制中心性病艾滋病预防控制中心治疗室赵燕研究员主编的《HIV 感染诊断、治疗与预防咨询问答手册》，针对 HIV 感染诊断、治疗和预防常见的相关问题进行梳理，以提问题的方式，把深奥的专业技术问题用浅显语言表达，并提供了参考答案。全书文字简明扼要，内容系统全面，是一本非常实用的工作手册。相信这本手册能为基层工作人员在开展相关工作或进行咨询服务时提供参考。

2016 年 9 月 8 日

前言

　　艾滋病改变了每一个HIV感染者及其家庭的命运，影响着社会的发展和稳定，防治艾滋病是全社会共同的责任。自1981年美国报道第一例艾滋病患者至今30多年来，艾滋病相关领域的科学研究取得了丰硕成果。尤其是过去10年间，世界各国共同努力，大量科学研究成果很快应用于防治实践，使得艾滋病疫情严重的国家和地区基本遏制了艾滋病疫情上升的势头。根据联合国艾滋病规划署《全球艾滋病最新数据2016》，估计全球每年HIV新发感染人数呈逐年下降趋势，艾滋病抗病毒治疗覆盖约1700万患者，因艾滋病死亡的人数逐年递减。但是，当前艾滋病防治工作依然面临新的挑战，在感染者和患者检测发现、抗病毒治疗和预防新发感染等环节中，一些新策略和新技术尚未得到有效普及和应用，未来的任务仍然艰巨、复杂。

　　参与艾滋病防治工作的人员队伍日益壮大，各级疾病预防控制机构、医疗机构工作人员以及社会组织工作人员在为感染者和患者提供服务和咨询过程中遇到很多技术性问题。本书汇总了这些常见问题，并针对问题进行了分析解答，希望为基层艾滋病防治工作人员提供参考。

　　本手册的编写得到多位相关技术专家的指导和帮助，并参阅中国疾病预防控制中心性病艾滋病预防控制中心组织编写的《国家免费艾滋病抗病毒药物治疗手册》《全国艾滋病检测技术规范》等资料，同时查阅大量国内外相关文献，在此对上述文献资料的作者表示感谢。

编者

2015年12月

一、人类免疫缺陷病毒感染的流行与诊断..........................1

1. 人类免疫缺陷病毒的结构特点是什么？..........................2

2. 什么是艾滋病？..........................2

3. HIV 是怎样传播的？..........................2

4. 儿童感染 HIV 的途径有哪些？..........................3

5. HIV 体外存活多久？..........................3

6. 为什么日常接触不会感染 HIV？..........................3

7. 艾滋病在全球的流行情况如何？..........................4

8. 为什么要鼓励高危人群进行检测？..........................4

9. HIV 感染后血清学有什么变化？..........................4

10. 如何诊断 HIV 感染？..........................5

11. 筛查试验有哪些方法？..........................5

12. 第四代 HIV 检测试剂有什么特点？..........................5

13. 为什么要做 HIV 快速检测？..........................6

14. HIV 抗体快速检测具有哪些特点？..........................6

15. 什么是 HIV 抗体的确证试验？..........................6

16. 如何判断 HIV 检测确证试验阳性？..........................7

17. 如何看待抗体结果不一致问题？..........................7

18. 筛查阳性，确认阴性怎么办？..........................7

19. 确认试验结果显示不确定，还有其他方法诊断吗？..........................8

20. 什么是 HIV 感染的窗口期？..........................8

21. 急性期感染如何诊断？..........................8

22. 婴幼儿感染 HIV 的诊断和成人一样吗？..........................9

23. 什么是干血斑技术？..........................9

24. 何为婴幼儿早期诊断技术？..........................10

25. 婴幼儿早期诊断的流程是什么？..........................10

26. $CD4^+$ T 淋巴细胞计数检测有什么意义？..........................10

27. 儿童的 CD4$^+$ T 淋巴细胞计数与成人一致吗？.................... 11

28. 什么是即时检测？.................... 11

29. CD4$^+$ T 淋巴细胞即时检测有哪些优点？.................... 11

30. 病毒载量检测的意义是什么？.................... 12

31. 核酸检测结果应如何报告？.................... 12

二、HIV 感染的疾病进展.................... 13

32. HIV 感染后的疾病进展规律是什么？.................... 14

33. 什么是急性感染期？.................... 14

34. 什么是无症状期？.................... 14

35. 什么是艾滋病期？.................... 15

36. 艾滋病急性期有哪些临床表现？.................... 15

37. WHO 临床Ⅲ期及Ⅳ期疾病包括哪些？.................... 15

38. HIV 感染对整个机体产生哪些影响？.................... 16

39. 有些人群疾病进程可能加快吗？.................... 17

40. 儿童感染 HIV 后的疾病进展与成人感染者有不同吗？.................... 17

41. 儿童 HIV 感染的常见临床表现有哪些？.................... 18

42. 儿童的 CD4$^+$ T 淋巴细胞计数标准与成人有何不同？.................... 18

43. 老年 HIV 感染者的免疫系统损伤特点是什么？.................... 19

三、抗病毒治疗.................... 21

44. 我国抗艾滋病毒治疗标准是什么？.................... 22

45. 世界卫生组织最新发布的抗艾滋病毒治疗时机是什么？.................... 23

46. 及早治疗的好处是什么？.................... 23

47. 抗艾滋病毒治疗的预防作用体现在哪些方面？.................... 24

48. 推迟治疗的主要原因包括哪些？.................... 24

49. 抗病毒治疗药物的作用机制是什么？.................... 25

50. 抗艾滋病毒治疗药物有哪几种？..25

51. 如何服用抗病毒药物？..26

52. 我国免费治疗的一线抗病毒治疗药物方案是什么？........26

53. 抗病毒治疗后如何判断疗效？..26

54. 接受抗病毒治疗后患者体内的 HIV 病毒载量会发生什么变化？........27

55. 如何判断抗病毒治疗失败？..27

56. 什么情况下会出现治疗失败？..27

57. 出现治疗失败怎么办？..28

58. 坚持服药可以减少耐药吗？..28

59. HIV 耐药的流行情况怎样？..29

60. HIV 发生耐药的机制是怎样的？..29

61. HIV 耐药检测有哪几种方法？..29

62. 核苷类反转录酶抑制药耐药突变的主要位点和特点有哪些？........30

63. 非核苷类反转录酶抑制药耐药突变的主要位点和特点有哪些？........30

64. 蛋白酶抑制药耐药突变的主要位点和特点有哪些？........30

65. 如何看待服药过程中的不良反应？..31

66. 如何帮助患者应对不良反应？..31

67. 为什么强调服药依从性？..31

68. 如何保证成人的服药依从性？..32

69. 如何保证儿童的服药依从性？..32

70. 针对不同人群，抗病毒治疗前咨询需要注意什么？........32

71. 美沙酮和抗病毒药物同时服用安全吗？..32

72. 肠道是巨大的病毒储存库吗？..33

73. 怀孕女性感染者何时开始抗病毒治疗？..33

74. 女性感染者用药需要注意哪些问题？..34

75. 为什么儿童感染 HIV 后要尽早开始抗病毒治疗？........34

76. 可能影响儿童服药的因素有哪些？..34

77. 儿童接受抗病毒治疗后，需要定期随访监测哪些指标？.....................35

78. 儿童抗病毒药物的剂量需要调整吗？.....................35

79. 感染了 HIV 的孩子能够长期存活吗？.....................35

80. 该不该让孩子知道自己得了什么病？.....................35

81. 对 HIV 感染或暴露儿童免疫接种的原则是什么？.....................36

82. 老年人抗病毒治疗需要注意什么？.....................36

83. 老年患者治疗的顾虑是什么？.....................37

84. 如何为老年患者选择一个合适的治疗方案？.....................37

85. 什么是艾滋病功能性治愈？.....................37

86. 功能性治愈的病例有哪些？.....................37

87. 如何利用锌指核糖核酸酶（ZFN）技术敲除人体的 CCR5 受体？.....38

88. 什么是感染者检测发现到治疗的"一站式服务"模式？.....................38

89. 什么是艾滋病个案管理制度？.....................39

90. 个案管理师的功能是什么？.....................39

四、艾滋病机会性感染及合并症.....................41

91. 什么是机会性感染？它在什么情况下发生？.....................42

92. 成人感染者什么情况下服用复方新诺明？如何服用？.....................42

93. 儿童复方新诺明的使用及停药标准是什么？.....................42

94. 复方新诺明对儿童 HIV 感染者还有哪些其他好处？.....................43

95. 梅毒和艾滋病有何相互影响？.....................43

96. 艾滋病合并梅毒的诊断方面有何特点？.....................43

97. 艾滋病合并梅毒的预防和治疗方面有何特点？.....................44

98. 艾滋病合并尖锐湿疣如何治疗？.....................44

99. 艾滋病合并生殖器疱疹的临床表现如何？.....................45

100. 艾滋病合并生殖器疱疹如何诊治？.....................45

101. 艾滋病患者合并淋病如何诊治？.....................46

102. 什么叫 HIV 相关肿瘤？HIV 相关肿瘤可以预防和治疗吗？..............46

103. 艾滋病合并非霍奇金淋巴瘤（NHL）的临床表现怎样？..........46

104. 卡波西肉瘤有怎样的临床表现？...47

105. 什么是侵袭性宫颈癌的临床表现？...47

106. 非 HIV 相关肿瘤有哪些？..47

107. HIV 感染者为什么要检测病毒性肝炎指标？...............................48

108. 感染了 HIV 还能注射乙肝疫苗吗？...48

109. 合并感染乙肝病毒的 HIV 感染者什么时候开始艾滋病抗病毒治疗？...48

110. 合并乙肝的 HIV 感染者抗 HIV 治疗方案如何选择？....................49

111. 丙型肝炎的诊断需要注意什么？..49

112. 合并 HIV 感染的慢性丙型肝炎患者如何选择抗 HCV 治疗时机？.....49

113. 合并感染丙肝的患者抗 HIV 药物选择需要注意什么？...................50

114. 艾滋病患者合并结核病的诊断需要注意什么事项？.......................50

115. 合并感染结核病的艾滋病患者什么时候开始抗病毒治疗？...............50

116. 合并 HIV 感染的结核病患者抗结核治疗药物选择需要注意什么？...50

117. 什么是 HIV 相关性肾病？如何治疗？.......................................51

118. HIV 感染者更容易出现心肌梗死吗？如何预防？.........................51

119. 什么是骨质疏松？HIV 与骨质疏松有关吗？...............................52

120. 什么是 HIV 相关认知功能障碍？...52

121. 临床医生如何发现和诊断 HIV 相关认知功能障碍？.....................53

122. HIV 相关认知功能障碍可以治疗吗？如何治疗？.........................53

123. 能渗透进入中枢的抗病毒治疗药物有哪些？................................54

五、HIV感染的预防、干预及关怀...55

124. 艾滋病作为传染性疾病，流行的三要素是什么？.........................56

125. 除了常见感染方式外，哪些特殊情况也可以传播 HIV？................56

126. 全球青少年感染 HIV 情况如何？...56

127. 为什么吸毒会成瘾？..56

128. 静脉吸毒对艾滋病传播的影响如何？...................................57

129. 对静脉吸毒感染者有哪些干预策略？...................................57

130. 什么是美沙酮维持治疗？..58

131. 吸毒过量了怎么办？..58

132. 如何判断患者为海洛因吸毒过量？.......................................58

133. 海洛因吸入过量的急救措施有哪些？...................................59

134. 美沙酮与毒品合用的风险是什么？.......................................60

135. 时下流行的新型毒品有哪些？...60

136. 新型毒品有什么危害？..61

137. 男男性行为（MSM）人群的 HIV 感染情况是什么？.............61

138. 针对 MSM 人群的预防干预措施有哪些？.............................62

139. 如何接触 MSM 人群？..62

140. MSM 人群的心理压力如何？...62

141. 哪种性交方式更危险？..63

142. 安全套在使用中的主要注意事项是什么？...........................63

143. "同志"安全套有特别之处吗？润滑剂水性好还是油性好？............63

144. 女用安全套的使用方法？..64

145. 抗病毒药物除了治疗外还有预防传播的作用吗？...............64

146. 药物可以预防 HIV 阴性者被感染吗？...................................65

147. HIV 阴性者预防服药存在哪些问题？....................................65

148. 什么叫 HIV 暴露？..66

149. 职业暴露后如何处理伤口？..66

150. 什么是暴露后预防？..67

151. 为何暴露后用药可预防感染？...67

152. 暴露后预防何时开始服药？..67

153. 暴露后预防用药过程中需要注意哪些事项？.......................68

154.单阳家庭如何进行预防干预？ 68

155.什么是洗精术？ 68

156.男方阳性的单阳家庭如何安全受孕？ 69

157.女方感染的单阳家庭如何选择受孕方式？ 69

158.女性 HIV 感染者可否生育健康宝宝？ 69

159.HIV 阳性母亲垂直传播 HIV 的可能性有多少？ 70

160.HIV 感染的孕妇如何进行母婴传播预防？ 70

161.HIV 感染状态不明的孕妇如何处理？ 71

162.HIV 暴露的婴儿产后如何处理？ 71

163.当得知自己感染 HIV 后，患者通常有什么心理反应？ 71

164.HIV 感染者通常会有哪些方面的负面情绪？ 72

165.如何简单地评价抑郁和焦虑？ 73

166.如何处理 HIV 感染者的负面情绪？ 73

167.用什么好的方法对患者进行干预呢？ 75

168.动机强化访谈法的原则和操作步骤是什么？ 75

169.动机强化访谈法具体使用方法有哪些？ 76

170.什么是恐艾症？ 77

171.恐艾症的具体表现有哪些？ 77

172.恐艾症如何治疗？ 78

173.世界艾滋病日的由来？ 78

174.艾滋病国际组织登录网址是什么？ 78

附录... 81

一、人类免疫缺陷病毒感染的流行与诊断

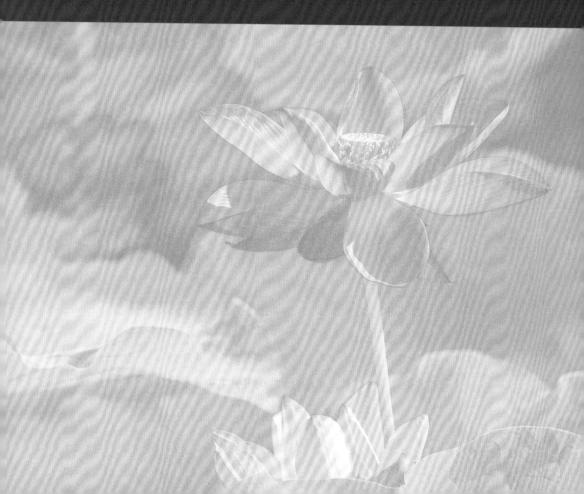

1.人类免疫缺陷病毒的结构特点是什么？

人类免疫缺陷病毒（human immunodeficiency virus，HIV）属于反转录病毒科慢病毒属中的人类慢病毒组，分为 1 型和 2 型。目前世界范围内主要流行 HIV-1 型。HIV-1 型为直径 100~120 nm 的球形颗粒，由核心和包膜两部分组成。核心包括两条单股 RNA 链、核心结构蛋白和病毒复制所必需的酶类，含有反转录酶、整合酶和蛋白酶。HIV-1 型是一种变异性很强的病毒。HIV-2 型主要存在于西非，目前在美国、欧洲、南非、印度等均有发现。HIV-2 型的超微结构及细胞嗜性与 HIV-1 型相似，其核苷酸和氨基酸序列与 HIV-1 型相比明显不同。1983 年，人类首次分离出 HIV。

2.什么是艾滋病？

艾滋病即获得性免疫缺陷综合征（acquired immune deficiency syndrome，AIDS）是人类因为感染 HIV 后导致免疫缺陷，并发一系列机会性感染及肿瘤，严重者可导致死亡的综合征，艾滋病已成为严重威胁世界人民健康的公共卫生问题。通过抗病毒治疗，艾滋病已经从一种致死性疾病变为一种可控的慢性感染性疾病。

3.HIV 是怎样传播的？

HIV 主要存在于感染者和病人的血液和体液（精液、阴道分泌物、乳汁等）中。感染主要通过以下途径：①性行为：与已感染的伴侣发生无保护的性行为，包括同性、异性性接触；②静脉注射吸毒：与他人共用被感染者使用过的、未经消毒的注射工具，是一种非常重要的 HIV 传播途径；③母婴传播：在怀孕、生产和母乳喂养过程中，感染 HIV 的母亲可能会传播给胎儿及婴儿；④血液及血制品（包括人工授精、皮肤移植和器官移植）。

握手、拥抱、礼节性亲吻、同吃同饮、共用厕所和浴室、共用办公室、公共交通工具、娱乐设施等日常生活接触不会传播 HIV。

4. 儿童感染 HIV 的途径有哪些？

母婴传播是儿童感染 HIV 最常见的主要途径，95% 以上的儿童 HIV 感染来自母婴传播（垂直传播），即由感染 HIV 的阳性母亲垂直传播给下一代。HIV 感染的母亲可以在怀孕期间、分娩时或产后哺乳时将病毒传播给胎儿 / 婴儿。分别通过宫内胎盘、产时创伤性操作或产道分泌物以及母乳喂养时乳汁内携带的病毒传播。其中，75% ~ 95% 的传播发生在分娩时和产后，10% ~ 25% 的传播发生在宫内。

另外，儿童的其他感染途径同成人一样，包括血液传播（输血或静脉注射毒品）及性传播（包括性虐待），但在儿童均少见。在当前全球范围内，青少年通过非母婴途径感染 HIV 的比例日趋增多。

5. HIV 体外存活多久？

实验证明：HIV 生命力很弱，只能存活于血液中，离开适宜的条件即死亡。如果是肉眼不可见的少量血液，那么艾滋病毒在几分钟内即灭活，甚至可以认为是瞬间灭活的；而如果是较大的血块，在其干燥之前还是可以存活几个小时的。HIV 是一种十分脆弱的病毒，它对热和干燥十分敏感。如果一支刚接触病人身体带有血液的注射器马上刺入正常人体内，其感染的概率最多为 0.3%。

HIV 在外界环境中适应性很差，对物理因素和化学因素的抵抗力较低，对热敏感。56 ℃ 处理 30 分钟、100 ℃ 20 分钟可将 HIV 完全灭活。巴氏消毒及多数化学消毒剂在常用浓度下均可灭活 HIV，如 75% 的乙醇、0.5% 次氯酸钠、1% 戊二醛、20% 的乙醛及丙酮、乙醚及漂白粉等均可灭活 HIV。但紫外线或 γ 射线不能灭活 HIV。

6. 为什么日常接触不会感染 HIV？

我们胃中的胃液可以杀死 HIV，它和乙肝病毒一样，进入消化道后就会被消化道内的蛋白酶所破坏。完整无破损的皮肤是防御 HIV 入侵最好的屏障，被跳蚤、蚊子等叮咬都没有被感染的危险，因为这些昆虫不会感染 HIV，即便其叮咬

HIV 感染者，由于携带血量极少，不会造成传播。另外，HIV 感染者的唾液和泪液中可含有病毒，但含量很低，而且必须直接接触到对方的伤口或直接进入到血液中才能感染。

7. 艾滋病在全球的流行情况如何？

世界卫生组织（World Health Organization, WHO）报道 2015 年全世界存活 HIV 感染者及艾滋病病人共 3670 万，新感染 210 万人，全年死亡 110 万人。每天有超过 5700 人发生新感染，全世界各地区均有流行，主要集中在中、低收入国家，尤以非洲为重。全球目前尚有 260 万儿童感染者，每天都有超过 600 名儿童发生新感染。截至 2015 年年底，我国存活 HIV 感染者及艾滋病病人约 57 万。疫情已覆盖全国所有省（自治区、直辖市）。

8. 为什么要鼓励高危人群进行检测？

HIV 感染后，应及早发现，及早治疗，患者有希望享有和正常人一样的寿命和生活质量。另外，及早诊断，加强防护措施，可以避免感染家人及同伴。担心社会歧视、对疾病的认识不足等因素是导致潜在的感染者不愿意接受检测的主要原因。因此要尽量为就诊者提供良好的服务，做好检测前及检测后的咨询工作。

9. HIV 感染后血清学有什么变化？

机体感染 HIV 以后将产生针对 HIV 主要抗原的特异性抗体，如抗 P17、P24、P31、gp41、P51、P55、P66、gp120、gp160 的抗体。对 HIV 不同抗原的反应性与感染的进程有关，也存在一定的个体差异，另外，是否能及时检测到相关抗体与使用的试剂有关。

抗体产生的时间取决于宿主的反应性和病毒的特性。随着感染的发展，抗体的浓度和滴度将逐渐增多，抗体检测也将由阴性转为阳性，这个过程又称为血清阳转（seroconversion）。针对不同抗原成分的抗体不是同时出现的，Gag 蛋白

（P24、P55）的抗体通常出现得最早，而针对 Env（gp41、gp120、gp160）和 Pol（P66、P51、P31）蛋白的抗体可能同时或稍后才出现，P24 抗原的抗体可能随着疾病的进展而下降或与 P24 抗原结合形成抗原抗体复合物，gp41 的抗体稳定而持久，是 HIV 抗体初筛实验检测的主要抗体。

10. 如何诊断 HIV 感染？

按照我国目前的检测策略，HIV 感染的诊断主要分为筛查和确证试验两部分，筛查又分为初筛与复检。通常，首先对样品进行初筛试验，如果显示阳性则进行复检试验；对于筛查有反应的样品进行确证试验。常用 Western blot（WB）方法进行确认分析。

11. 筛查试验有哪些方法？

对 HIV 感染初筛检测常用以下几种方法。

（1）酶联免疫吸附试验：可使用血液、唾液、尿液样品。HIV 抗原抗体联合检测试剂可同时检测血液中的 HIV 抗原和 HIV 抗体。加入待检样品和酶标记的 HIV 抗原或抗体，加底物显色，用酶标仪测定结果。

（2）化学发光或免疫荧光试验：这类试剂采用发光或荧光底物，既可检测抗体，也可联合检测抗原抗体。加入待检样品和酶或荧光标记的 HIV 抗原或抗体，加发光或荧光底物，用发光或荧光仪测定结果。

（3）快速检测及其他检测试验：简便快速，适用于应急检测、门诊急诊检测。一般可在 10 ~ 30 分钟内得出结果，有利于更多的人参加 VCT 服务。但 HIV 快速检测方法同时存在着一定的局限性：有一定的假阳性反应，必须要复检和确认；有一定的假阴性反应，试剂不是每一批都检测；结果不能长期保存；不易开展质量控制。常见快检方法有明胶颗粒凝集试验、免疫渗滤试验、免疫层析试验等。

12. 第四代 HIV 检测试剂有什么特点？

可同时检测 HIV-1/2 型抗体和 P24 抗原，实现 HIV 早发现。操作简单，读取方便。美国 CDC 明确规定作为 HIV 初筛试剂。

适用范围：高危人群筛查，可能发现急性期感染者；P24 对婴幼儿感染更敏感，可用于早诊断；输血筛查，缩短检测窗口期，降低输血感染概率。

13. 为什么要做 HIV 快速检测？

（1）扩大检测：降低对实验条件的要求；增加检测机构数量；提高现场可及性；增加接受度；提高检测率。

（2）缩短检测周期：可很快获知结果，提高结果告知率，降低失访率。

14. HIV 抗体快速检测具有哪些特点？

快速检测相对于酶联检测，获得结果时间较短。与酶联检测相比，快速检测具有以下优点。

（1）可以较快获得检测结果（一般 30 分钟内）。

（2）可用全血（末梢血）、静脉血或唾液检测，样本容易采集。

（3）只需较少的实验设备，可在边远地区和没有实验室条件的地区使用，如农村乡（镇）卫生院、社区卫生服务中心、艾滋病自愿咨询检测点（voluntary counseling and testing, VCT）、医疗卫生机构的医务人员主动提供艾滋病检测咨询（provide initiative test and counseling, PITC）的地区、预防母婴传播机构（prevention for mother to child transmission, PMTCT）等场所。接受相关培训后，基层卫生人员能够掌握；可以直观地判定和解释结果。

15. 什么是 HIV 抗体的确证试验？

蛋白印迹试验（Western blot, WB）作为 HIV 抗体检测的确证试验，是目前国内 HIV 抗体确认的首选方法，能够鉴别或肯定筛查检测的结果。

WB 法作为 HIV 抗体检测的"金标准"为大家所熟悉，熟练掌握其实验原理和方法，准确解读各带型的免疫学指征，结合流行病学资料综合分析后，WB 带型的提示内容就不仅仅局限于 HIV 抗体阳性与否的结论，而且包括传染源确定、传播途径追踪以及临床鉴别诊断的重要信息。

16. 如何判断 HIV 检测确证试验阳性？

不同厂家生产的试剂盒在结果判定时会有所差异，因此，阳性结果的判定首先应严格按照所使用的试剂盒操作说明书来判定结果，同时也可参考如下阳性判断标准：①在抗 P24、抗 gp41 和抗 gpl60 / 120 三条带中，出现至少两条以上的阳性；其所依据的标准是 1989 年美国疾病预防控制中心（the Center for Disease Control and Prevention, CDC）采用的标准。②不能判断为阴性或阳性的 WB 结果可定为"不确定"。其主要表现为膜上出现与已知的 HIV 蛋白相关或其他未知蛋白（可能为非病毒蛋白）的反应条带，但不足以判定阳性。"不确定"结果的患者如果具有临床症状或 HIV 高危接触史，则应立即重新检测，如仍为"不确定"，则可测定病毒核酸或在数月内再次检测。

17. 如何看待抗体结果不一致问题？

不同个体对 HIV 抗原的抗体应答可能有差异，有人可能对 P24 抗原的反应较强，而另一些人可能对 gp160 的应答较强，但大多数感染者将对病毒所有的抗原成分产生抗体应答。使用的初筛试剂的敏感性和抗原的覆盖面也是影响检测结果的重要因素，抗体浓度在感染的早期、抗体阳转前后以及晚期患者出现极度免疫缺陷时均较低，用敏感性不高的试剂检测低浓度的抗体会出现弱反应，甚至假阴性结果。

18. 筛查阳性，确认阴性怎么办？

HIV 筛查检测结果是阳性，意味着受检者非常有可能感染了 HIV。HIV 抗体检测采用高敏感度的初筛方法，以求发现所有的阳性结果，因而难免会出现假阳性。所以必须用其他的方法去验证，最常用的是 WB 确认实验。

如果确诊试验结果为阳性，证明已确实感染了 HIV。如果检测结果为阴性，则分为几种情况：①患者确实是假阳性，未感染 HIV；②有可能患者感染了

HIV-2 型病毒却采用了 HIV-1 型确认试验，则检测不出；③ 患者已到了艾滋病晚期，免疫系统已经完全崩溃，不能产生抗体，所以结果为阴性。此时我们可以再结合检测 HIV 病毒载量，如病毒载量大于 5000 拷贝／毫升则依旧可以确诊感染 HIV。

对于筛查试验阳性而确认试验结果为阴性的患者，要耐心地说明造成这种结果的可能原因，避免因受检者不理解而造成纠纷。

19. 确认试验结果显示不确定，还有其他方法诊断吗？

有些病例具备感染的高危行为，但是确认试验显示的是不确定，应结合患者的流行病学情况、临床检测的信息综合判断。在某些特殊情况下，由于试剂的灵敏度、接受有效的抗病毒治疗以及长期低水平病毒载量等原因，单纯 HIV 抗体检测结果不能进行明确的诊断，可以进行核酸诊断，通过检测 HIV 的 RNA 或 DNA，诊断有无病原体感染。核酸诊断可将 HIV 的检测窗口期缩短至 11 天。

20. 什么是 HIV 感染的窗口期？

HIV 进入人体后，一般需要 2～4 周，最多 8 周血液中才可检测到 HIV 抗体。因为从感染 HIV 到机体产生抗体的这一段时间检测不到 HIV 抗体，故称之为窗口期，又称空窗期（window period）。值得注意的是，感染 HIV 的个体在窗口期内同样具有传染性。

在窗口期虽测不到 HIV 抗体，但 HIV 核酸检测显示：处于窗口期的感染者体内的 HIV 病毒载量达到峰值，传染性极强。

21. 急性期感染如何诊断？

HIV-1 型感染的早期诊断是非常困难的。大多数病例都没能在感染早期即被诊断。有四项指标与 HIV-1 型急性期诊断有关：

（1）HIV RNA：急性期感染最确切的证据是在尚未检测到 HIV 抗体的情况下检测到 HIV 病毒的复制，敏感性最强的方法是测定血浆中的 HIV RNA。

（2）P24 抗原：P24 抗原的检测通常只有 79% 的敏感性，而特异性可达99.50%～99.96%。P24 抗原检测阳性仅作为 HIV 感染的辅助诊断依据，不能依此确诊。P24 抗原阴性结果只表示在本试验中无反应，不能排除 HIV 感染。

（3）HIV 抗体：HIV 抗体检测方法通常包括筛查和确认。

（4）淋巴细胞：CD4$^+$T 淋巴细胞数量通常在感染一开始会出现明显下降，后来又上升，但通常不能回到原来的水平。

22. 婴幼儿感染 HIV 的诊断和成人一样吗？

18 个月龄内的婴幼儿，由于 HIV 感染母亲的 HIV 抗体可以经过胎盘进入胎儿体内，因此其 HIV 诊断不能依靠抗体检测。如果 18 个月龄前 HIV 抗体呈阴性，在没有母乳喂养的情况下，可以除外 HIV 感染。

18 个月龄内的婴幼儿需要应用病毒学检测方法来，检测 HIV DNA 或 HIV RNA，以此确诊。

出生后 18 个月，婴幼儿体内从母亲得到的 HIV 抗体消失，此时检查 HIV 抗体持续阳性，说明感染 HIV。因此，出生后 18 个月以上儿童确诊 HIV 的方法与成人一样。

23. 什么是干血斑技术？

干血斑技术（dried blood spot，DBS）又称 HIV-1 型滤纸片干血斑样品检测技术，是采用滤纸片作为血液样本载体的一种简单、经济、敏感的进行 HIV-1 型 DNA 检测的方法。

通过干血斑技术收集血标本的方法解决了 HIV-1 型感染者血液样本采集、运输和储存过程中存在的实际困难。滤纸片在室温下稳定保存，可通过普通邮递系统常温下安全转运至远程参比实验室，不需要干冰，可以作为无感染性材料运输。

干血斑技术所需样本量非常小，易收集，可以通过采集指尖血或足跟血，特别适宜采集婴幼儿样本。操作简便、经济、敏感，利于进行 DNA PCR 的实施和推广，简便易学。

24. 何为婴幼儿早期诊断技术？

18 个月龄内的婴幼儿，由于 HIV 感染母亲的 HIV 抗体可以经过胎盘进入胎儿体内，因此其 HIV 诊断不能依靠抗体检测。这时可通过检测 HIV P24 抗原、病毒分离培养、检测 HIV DNA 或 RNA 来判断婴幼儿的感染状况，这些技术统称为婴幼儿早期诊断技术，在这些技术中，世界卫生组织首推检测 HIV 前病毒 DNA 进行早期诊断。

25. 婴幼儿早期诊断的流程是什么？

婴儿出生后 6 周采集第一份血样本送检进行病毒学检测。若第一份血样本检测呈阳性反应，则尽快采集第二份血样本进行病毒学检测。若两份病毒学血样本检测均呈阳性反应，则诊断 HIV 感染。若第二份病毒学检测呈阴性反应，待婴儿满 3 个月龄再采集血样本进行检测。

若第一份血样本检测呈阴性反应，待婴儿满 3 个月再次采集血样本进行检测。若婴儿 3 个月龄核酸检测再次呈阴性反应，按照未感染处理；于儿童 12 个月龄时开始 HIV 抗体检测，最终确定是否感染。若婴儿 3 个月龄核酸检测再次呈阳性反应，则尽快再次采集血样本进行检测。若第三份血样本核酸检测呈阳性反应，诊断感染；若第三份血样本检测呈阴性反应，判断未感染。

26. CD4$^+$T 淋巴细胞计数检测有什么意义？

CD4$^+$T 淋巴细胞是人体免疫系统中的一种重要免疫细胞，由于 HIV 攻击对象是 CD4$^+$T 淋巴细胞，所以其检测结果是提供 HIV 感染病人免疫系统损害状况最明确的指标，检测 CD4$^+$T 淋巴细胞的主要意义如下。

（1）疾病进展监测：一般每 6～12 个月进行一次 CD4$^+$T 淋巴细胞检测，通过 CD4$^+$T 淋巴细胞计数的高低判断患者的疾病进展情况。

（2）机会性感染的风险评估：机会性感染是艾滋病患者死亡的主要原因，CD4$^+$T 淋巴细胞可评估 HIV 感染者机会性感染的风险，辅助判断是否进行预防性治疗。

（3）抗病毒治疗疗效评价：了解抗病毒治疗前后患者 $CD4^+$ T 淋巴细胞的变化，可用于评价抗病毒治疗效果。

27. 儿童的 $CD4^+$ T 淋巴细胞计数与成人一致吗？

5 岁以下的儿童 $CD4^+$ T 淋巴细胞计数正常范围较成人高，不能使用成人的 $CD4^+$ T 淋巴细胞计数绝对值标准来判断儿童的免疫状态。5 岁以下儿童免疫状态的判定通常使用 $CD4^+$ T 淋巴细胞百分比（CD4%）来代替 $CD4^+$ T 淋巴细胞绝对计数，CD4% 是指 $CD4^+$ T 淋巴细胞计数 / 总淋巴细胞计数。如表 1。

表 1　WHO 婴幼儿及儿童 HIV 相关免疫缺陷分类标准

HIV 相关免疫缺陷分类	年龄相关的 CD4% 或 $CD4^+$ T 淋巴细胞值			
	≤ 11 个月	12 ~ 35 个月	36 ~ 59 个月	≥ 5 岁
不明显	>35%	>30%	>25%	>500/mm³
轻度	30% ~ 35%	25%~30%	20% ~ 25%	350 ~ 499/mm³
中度	25% ~ 29%	20% ~ 24%	15% ~ 19%	200 ~ 349/mm³
重度	<25% 或 <1500/mm³	<20% 或 <750/mm³	<15% 或 <350/mm³	<200/mm³ 或 <15%

28. 什么是即时检测？

即时检测（也可译成"床旁检测"）（point-of-care testing，POCT）是一种在患者的身旁即可完成的检测，可帮助患者更快得到检测结果。需要即时检测设备、检测试剂及合格的检验人员。其操作便捷，方便易用，检测速度快，适用于各级医疗单位，可在现场得到检测结果，帮助及时监测病情、启动或调整治疗等。

29. $CD4^+$ T 淋巴细胞即时检测有哪些优点？

$CD4^+$ T 淋巴细胞即时检测有四个特点：便携，简单，快速，准确。具体表现为：仪器很轻便，可随身携带，对操作环境几乎没有要求；操作简单，静脉血和指尖血都可以检测，只需要 25 μl 血液。仪器全自动，除了采血和放入检测板外，几乎不需要其他人为的操作；20 分钟左右就能得到准确的 CD4+ T 淋巴细胞结果，给医务工作者和病人带来极大帮助。

国内外大量实验证明，CD4+ T 淋巴细胞即时检测系统检测 CD4+ T 淋巴细胞结果快速、准确，与传统实验室方法得到的结果具有高度相关性。

30. 病毒载量检测的意义是什么？

所谓病毒载量检测即是定量检测机体内游离病毒的含量。它的计数单位表示每毫升血浆（或血清）中含多少拷贝数的 HIV RNA。检测病毒载量的意义如下。

（1）病程监控及预测：医生可以通过此项检测了解机体内血浆中游离病毒的水平，从而判定病人疾病的进程和进展。

（2）治疗效果监测：艾滋病病人经抗病毒药物治疗后，定期进行 HIV-1 核酸定量检测，可判断抗病毒药物的治疗效果。病毒载量结果动态分析对决定是否继续使用原定的治疗方案以及是否需要更改治疗方案起到重要作用。通常在治疗一个月后病毒载量降低 0.5 log 以上才被认为临床有效，六个月后应降到小于检测限。

（3）诊断急性 HIV-1 感染：针对 HIV-1 抗体筛查阴性、近期有流行病学史或确证结果不确定的个体，核酸定量检测可用于诊断 HIV-1 急性期感染。

（4）确定 HIV-1 感染：针对 HIV-1 抗体筛查阳性或确证结果不确定的个体，结合流行病和临床病史及 CD4+ T 淋巴细胞计数等，使用核酸定量检测帮助确定 HIV-1 感染。

31. 核酸检测结果应如何报告？

报告 HIV 核酸定量检测结果时应按照仪器读数报告结果，注明使用的试验方法、样品种类和样品量，当测定结果小于最低检测限时，报告结果为：低于检测限。应注明最低检测限水平，如 50 拷贝／毫升。

二、HIV感染的疾病进展

32.HIV 感染后的疾病进展规律是什么？

HIV 进入人体后，主要侵犯免疫系统，随着 CD4$^+$ T 淋巴细胞数量的下降和功能障碍，导致人体免疫功能缺陷，出现各种机会性感染和肿瘤，如果没有药物治疗，患者最终将死亡。

HIV 感染后在人体内主要经历三个时期：急性期、无症状期和艾滋病期。

33.什么是急性感染期？

80% ~ 90% 的患者在 HIV 感染后 2~4 周出现临床症状。这些症状通常是自限性的，经常持续 1~3 周后"不治而愈"；在这个阶段 HIV 抗体试验结果有可能是阴性，诊断主要依靠 P24 抗原或 HIV 病毒载量（HIV RNA）。

急性感染期患者体内 HIV 开始大量复制，HIV 病毒载量水平很高，甚至可达到 10^8 拷贝／毫升，这种高病毒载量状态可在数月后下降。由于人体的免疫系统不能完全清除 HIV，从而形成慢性感染。与之相应的是，患者 CD4$^+$T 淋巴细胞在 HIV 感染数周内一过性迅速减少，大部分感染者未经特殊治疗 CD4$^+$T 淋巴细胞数量可自行恢复，但是通常不能回到基线水平。经历了急性感染期，患者进入无症状期。

34.什么是无症状期？

通常无任何不适症状，或者仅有持续性淋巴结肿大。其定义是除腹股沟部位外有两个或两个以上的淋巴结肿大；淋巴结直径超过 1 cm，无压痛，无粘连；持续时间 3 个月以上；除外其他病因。

无症状期的患者病情进展有三种类型，最常见的是典型进展者，表现为 HIV 持续处于较低复制水平（HIV RNA 不高），CD4$^+$ T 淋巴细胞逐年缓慢下降，约每年减少 50 ~ 100/mm^3，一般经历 5 ~ 10 年进入艾滋病期。第二种类型：快速进展者，约占所有 HIV 感染者的 5% ~ 15%，患者可在 2 ~ 3 年内 CD4$^+$T 淋巴细胞迅速下降并发展为艾滋病。其最显著的特征是 HIV 急性感染期后一直维持较高的 HIV 病毒载量。第三种是约有 5% 的患者，没有抗病毒治疗，多年维持正常免疫功能（可以在 12 年以上），称为长期不进展者；约 1% 的患者同时持续保持血浆病毒载量检测不到，称为精英控制者。

35. 什么是艾滋病期？

是 HIV 感染病程的最终阶段，若不进行抗病毒治疗，患者存活期通常不超过 2 年。患者的 $CD4^+$ T 淋巴细胞计数明显下降，多数患者 $CD4^+$ T 淋巴细胞计数 $< 200/mm^3$，HIV RNA 明显升高。艾滋病期患者 HIV 抗体阳性，极少数晚期患者 HIV 抗体可呈阴性。患者出现各种机会性感染或严重的消耗症状。即使没有明显症状，$CD4^+$T 淋巴细胞 $< 200/mm^3$ 或 CD4%（$CD4^+$ T 淋巴细胞／总淋巴细胞）$< 15\%$ 的患者也被认为是艾滋病期。

36. 艾滋病急性期有哪些临床表现？

急性感染通常发生在接触病毒后一周到 10 天，初期临床症状一般都很轻微和短暂，容易被忽略。当不适症状出现后 5 周左右，血清 HIV 抗体可呈现阳性反应。此后，临床上出现一个长短不等的、相对健康的、无症状的潜伏期。

在急性感染期内，HIV 大量复制而 $CD4^+$T 淋巴细胞数急剧下降，结果造成部分感染者出现 HIV 病毒血症和免疫系统急性损伤所产生的临床症状。主要表现为全身性以及皮肤、神经系统和肠道的症状。全身症状包括发热、咽痛、盗汗、关节痛、淋巴结肿大和肝脾大。皮肤损伤主要表现为皮疹，多为无痒性红色斑丘疹，偶尔有弥漫性荨麻疹或水疱疹，多发于面部、躯干，重者全身都可出现。在神经系统的损伤中约 9% 的患者可出急性 HIV 脑膜炎，临床表现为发热、头痛、呕吐及脑膜刺激征，脑脊液检查中单核细胞增多，蛋白含量增高。胃肠道症状常见的有恶心、呕吐、腹泻、口腔及食管念珠菌病等。

37. WHO 临床 Ⅲ 期及 Ⅳ 期疾病包括哪些？

WHO 临床 Ⅲ 期（中度疾病期）疾病包括：不明原因的重度体重下降（体重下降 >10%），不明原因的超过 1 个月的慢性腹泻，不明原因的持续发热（间断或持续的发热，时间＞1个月），持续的口腔念珠菌（假丝酵母菌）感染，口腔黏膜毛状白斑，肺结核，严重的细菌性感染（如肺炎、脓血症、脓性肌炎、骨或关节感染、菌血症、脑膜炎、严重的盆腔炎），急性坏死性溃疡性口炎、牙龈炎、牙周炎，不明原因的贫血（＜80 g/L）、中性粒细胞减少（＜0.5×10^9/L）或慢性血小板减少（＜50×10^9/L）。

WHO 临床Ⅳ期（严重疾病期）疾病包括：HIV 消耗综合征，肺孢子菌肺炎，反复发作的严重的细菌性肺炎，慢性单纯疱疹病毒感染（超过1个月的口腔、生殖器或肛门直肠感染或者任何内脏器官感染），食管念珠菌（假丝酵母菌）病（或者气管、支气管、肺真菌感染），肺外结核，卡波西肉瘤，巨细胞病毒感染（视网膜或者其他器官感染，包括肝、脾和淋巴结），中枢神经系统弓形虫病，HIV 脑病，肺外隐球菌病（包括隐球菌脑膜炎），非结核的播散性分枝杆菌感染，进行性多病灶性脑白质病，慢性隐球菌病，慢性等孢子球虫病，播散性真菌病（组织胞浆菌病或者球孢子菌病），反复发作的败血症（包括非伤寒性沙门菌病），淋巴瘤（脑部淋巴瘤或者 B 细胞非霍奇金淋巴瘤），侵袭性宫颈癌，非典型播散性利什曼原虫病，有症状的 HIV 相关肾病或 HIV 相关心肌炎。

38. HIV 感染对整个机体产生哪些影响？

随着科学研究的进一步深入，发现 HIV 除了主要侵犯免疫系统以外，对人体中枢神经系统、心脏、肝、肾，甚至骨骼等重要脏器和组织在结构和功能方面也将产生严重影响，这些疾病也称为非免疫抑制相关疾病（有别于机会性感染和 HIV 相关肿瘤）。发生这种损害的主要影响因素是 HIV 感染者体内持续而强烈的免疫激活和炎症反应。具体原因尚未完全明确，部分研究证实 HIV 病毒本身、其他病毒的慢性活动性感染导致的多种炎症介质增加也是影响因素。

据统计，30% 的 HIV 阳性患者肾功能异常；HIV 阳性患者脊柱、髋或前臂的骨质疏松或骨钙减少发生率增加，发生率为 63%；≥ 50% HIV 阳性患者存在神经系统损害；HIV/AIDS 患者较 HIV 阴性人群发生急性心肌梗死风险增加 75%；非 AIDS 相关肿瘤风险增加，包括直肠、阴道、肝、肺、黑色素瘤、白血病、结肠、直肠和肾肿瘤等。

因此，临床医生在实际治疗工作中，除了关注患者的 HIV 抑制情况和免疫功能重建以外，要注意全身各器官系统病变。抗病毒治疗可能会降低非免疫抑制相关疾病的发病率和病死率。

39. 有些人群疾病进程可能加快吗？

我们之前的概念是 HIV 感染后患者的无症状期有 5 ~ 10 年，但是，近几年不断有研究提示，某些人群 HIV 感染后疾病进程更快，比如静脉吸毒人群、男男性行为人群，原因可能是由感染病毒株的复杂性引起。北京协和医院李太生教授的研究结果显示，男男性行为人群从感染到进入艾滋病期平均为 4.8 年，感染的病毒株以 AE 重组亚型为主。

40. 儿童感染 HIV 后的疾病进展与成人感染者有不同吗？

婴儿在出生后 2 周内 HIV 载量迅速上升到 10^5 拷贝／毫升，这种高水平的病毒载量复制较成人持续时间更长，可以维持几年，之后缓慢下降。儿童的这种病毒动力学变化与免疫系统发育不成熟有关，此时还不能产生有效的 HIV 特异性免疫应答。

由于儿童的免疫系统发育不成熟，体内病毒载量在感染发生后含量高，且病毒维持在高水平复制的持续时间长等多方面因素，导致了儿童感染 HIV 后的疾病进展迅速。

如果不给予抗反转录病毒治疗，儿童 HIV 感染的自然临床经过一般分为以下三种情况：快速进展者、典型进展者以及长期存活者。

（1）快速进展者：HIV 感染多发生在子宫内或围产期早期，疾病通常于 1 岁内快速进展，出现艾滋病指征性疾病或致死性并发症而导致死亡，占 25%~30%。

（2）典型进展者：出生后较早表现出艾滋病相关症状，之后病情逐渐恶化，通常于 3 - 5 岁时死亡，占 50%~60%。

（3）长期存活者：通常疾病进展较慢，平均需要 8 年以上出现艾滋病指征性疾病，占 5%~25%。

41. 儿童 HIV 感染的常见临床表现有哪些？

根据世界卫生组织临床分期，儿童感染者临床症状由轻到重可以分为以下 4 期。

临床分期 I 期：无症状期；持续性全身浅表淋巴结增大综合征。

临床分期 II 期：不明原因的持续性肝脾大、瘙痒性丘疹、指（趾）甲真菌感染、口角炎、线形牙龈红斑、泛发性疣病毒感染、泛发性传染性软疣、复发性口腔溃疡、不明原因持续性腮腺肿大、带状疱疹、反复或慢性上呼吸道感染（中耳炎、鼻窦炎、扁桃体炎等）。

临床分期 III 期：不明原因的中度营养不良或消瘦，对标准治疗反应不良；不明原因的持续性腹泻（14 天或以上），不明原因的持续性发热（体温间歇或连续性大于 37.5 ℃超过 1 个月）；持续性口腔念珠菌（假丝酵母菌）感染（6~8 周龄婴幼儿除外），口腔毛状白斑（OHL），急性坏死性溃疡性牙龈炎 / 牙周炎，淋巴结结核，肺结核，严重的复发性细菌性肺炎，急性坏死性溃疡性齿龈炎、口腔炎或牙周组织炎，有症状的淋巴细胞间质性肺炎（LIP），慢性 HIV 相关性肺病，包括支气管扩张，原因不明的贫血（血红蛋白 < 80 g/L）、中性粒细胞减少症（中性粒细胞 < 0.5×10^9/L）或者慢性血小板减少症（血小板 < 50×10^9/L）。

临床分期 IV 期：原因不明的严重消瘦，发育迟缓或营养不良，对标准治疗反应不良，肺孢子菌肺炎，复发性严重的细菌性感染（脓肿、化脓性肌炎、骨或者关节感染、脑膜炎、肺炎除外），慢性单纯性疱疹感染（口腔或者皮肤感染持续时间超过 1 个月或任何内脏器官感染），食管念珠菌（假丝酵母菌）病或气管、支气管、非念珠菌（假丝酵母菌）病，肺外结核，卡波西肉瘤，中枢神经系统弓形虫病（新生儿除外），巨细胞病毒感染（CMV）（视网膜炎或其他脏器的 CMV 感染，1 个月龄以上的儿童 / 婴幼儿），肺外隐球菌感染（包括脑膜炎）。

但是，如果患儿接受了有效的抗病毒治疗，免疫系统功能得到恢复，就可以避免上述疾病的发生。

42. 儿童的 $CD4^+T$ 淋巴细胞计数标准与成人有何不同？

人类免疫系统的发生、发育始于胚胎早期，到出生时尚未完善，随着年龄增长，功能逐渐完善，因此，儿童（特别是婴幼儿）$CD4^+$ T 淋巴细胞计数与成人不同。

足月新生儿外周血中 T 淋巴细胞绝对计数达到成人水平，其中 $CD4^+$ T 淋巴细胞数较多，以后逐渐下降，到 6 岁以后才降至成人水平；而 CD4%（$CD4^+$ T 淋巴细胞／总淋巴细胞），无论年龄多大，均维持在较恒定水平。因此，在评价婴幼儿及儿童的免疫功能时，不能仅评估 $CD4^+$ T 淋巴细胞计数绝对值，需要结合年龄评估 CD4%。

43. 老年 HIV 感染者的免疫系统损伤特点是什么？

HIV 感染后对机体造成免疫损伤，同时，老年感染者机体的衰老过程也表现在对免疫系统的损伤上，因此，老年感染者因衰老生理机制和 HIV 同时作用于免疫系统，与相同感染情况的年轻人相比，老年患者的 $CD4^+$ T 淋巴细胞计数可能更低，病毒载量更高，容易发生各种机会性感染，病死率也随之增高。

HIV 感染和衰老都会对免疫系统造成损害，主要表现在以下两方面。

（1）先天性免疫方面：降低巨噬细胞吞噬细菌和衰老细胞的能力，损害生产细胞因子和趋化因子的能力；髓系树突状细胞数下降，此类细胞与患者体内 $CD4^+$ T 淋巴细胞计数直接相关，与病毒载量负相关。

（2）获得性免疫方面：高丙种球蛋白血症，减少幼稚 B 淋巴细胞，促进 IgA、IgM、IgG 免疫球蛋白的产生；减少胸腺幼稚 T 细胞的产生，促进 T 淋巴细胞的激活，高数量级的 $CD28^-$／$CD57^+$ T 淋巴细胞（衰老表现型）无休止克隆；幼稚 T 调节细胞减少，调节 T 细胞增加，淋巴组织的 TH17 细胞消耗。

因此，要尽早对老年患者进行抗病毒治疗，减少免疫损伤程度。

三、抗病毒治疗

44. 我国抗艾滋病毒治疗标准是什么?

1996 年,联合高效抗反转录病毒治疗 (highly active antiretroviral therapy, HAART) 出现并在全世界广泛应用,在艾滋病治疗史上具有里程碑意义。HAART 改变了 HIV 感染的自然史,使得艾滋病成为一种可以治疗的慢性疾病。

随着人类对艾滋病的科学认识水平不断提高,根据艾滋病治疗时机的研究进展和世界卫生组织治疗指南建议,我国免费艾滋病抗病毒治疗标准进行了多次调整,最初的治疗标准为 CD4$^+$T 淋巴细胞 ≤ 200/mm^3,2008 年调整为 CD4$^+$T 淋巴细胞 ≤ 350/mm^3,2014 年再次调整为 CD4$^+$T 淋巴细胞 ≤ 500/mm^3。2016 年 6 月,国家卫生与计划生育委员会下发通知,对所有艾滋病病毒感染者、患者均建议实施抗病毒治疗。具体治疗建议见表 2 及下文。

表 2　成人/青少年艾滋病患者抗病毒治疗标准

实验室结果	临床分期	处理意见
任何 CD4$^+$T 淋巴细胞水平	急性感染期	强烈建议治疗
任何 CD4$^+$T 淋巴细胞水平	WHO 分期Ⅲ、Ⅳ期	强烈建议治疗
任何 CD4$^+$T 淋巴细胞水平	WHO 分期Ⅰ、Ⅱ期	治疗
		当患者符合以下任何一种情况时,强烈建议优先尽快启动治疗:①CD4$^+$T 淋巴细胞 ≤ 350/mm^3 者。②合并以下情况:活动性结核;活动性乙型肝炎,需要抗乙肝病毒治疗时;HIV 相关肾病;妊娠;配偶或性伴中 HIV 阳性的一方

无论 WHO 临床分期或 CD4 水平如何,婴幼儿及儿童艾滋病患者全部予以治疗。

其中,优先尽快启动治疗的情况包括:

(1) ≤ 2 岁所有婴儿。

(2) 2—5 岁,WHO 临床分期Ⅲ、Ⅳ期或 CD4$^+$T 淋巴细胞计数 ≤ 750/mm^3 或 CD 4%<25%。

（3）5 岁及以上，WHO 临床分期 Ⅲ、Ⅳ 期或 CD4+ T 淋巴细胞计数 ≤ 350/mm³。

要做好 HIV 感染者的治疗咨询工作，在感染者知情同意的前提下，积极为所有感染者提供抗病毒治疗。

45. 世界卫生组织最新发布的抗艾滋病毒治疗时机是什么？

2015 年 9 月，世界卫生组织发布了新的抗病毒治疗时机，根据不同的证据等级，建议为所有 HIV 感染者提供抗病毒治疗，见表 3。

表 3 世界卫生组织抗病毒治疗时机（2015 年）

目标人群	具体建议
	在任何 CD4⁺T 淋巴细胞水平，HIV 感染者均应进行抗病毒治疗
成年人（>19 岁）	对于有严重或晚期 HIV 临床疾病（WHO 临床 Ⅲ、Ⅳ 期），CD4⁺T 淋巴细胞 ≤ 350/mm³ 的所有成年人，优先进行抗病毒治疗
孕妇和哺乳期妇女	无论 CD4⁺T 淋巴细胞计数水平如何，所有孕妇和哺乳期妇女均应进行抗病毒治疗
青少年（10—19 岁）	对于有严重或晚期 HIV 临床疾病（WHO 临床 Ⅲ 或 Ⅳ 期），CD4⁺T 淋巴细胞 ≤ 350/mm³ 的所有青少年，优先进行抗病毒治疗
儿童（1—10 岁）	对于有严重或晚期 HIV 临床疾病（WHO 临床 Ⅲ 或 Ⅳ 期），CD4⁺T 淋巴细胞百分比 <25%（<5 岁）或 CD4⁺T 淋巴细胞 ≤ 350/mm³（≥ 5 岁）的所有儿童，优先进行抗病毒治疗
婴幼儿（<1 岁）	均应进行抗病毒治疗

46. 及早治疗的好处是什么？

尽早抗病毒治疗的益处主要归纳为以下几方面：

（1）降低艾滋病病人的病死率，延长患者寿命。

（2）降低艾滋病相关疾病及非相关疾病的发病率。

（3）重建或维持患者免疫功能。

（4）最大程度抑制病毒复制。

（5）预防 HIV 传播，特别是母婴传播及性传播。

47. 抗艾滋病毒治疗的预防作用体现在哪些方面？

抗病毒治疗后，血中的病毒载量下降，同时也降低生殖道及其他组织的病毒载量。减少母婴传播是抗病毒药物预防作用的成功范例。众多研究显示了抗病毒药物在预防性途径感染方面也发挥了重要作用。早在 2000 年发表的研究中，对单方阳性的配偶进行平均 22.5 个月的随访，当阳性一方的病毒载量低于 1500 拷贝／毫升时，阴性配偶无一被感染。2011 年公布的 HPTN052 研究显示，单方阳性配偶接受抗病毒治疗，可减少 96% 的传播。2014 年国际会议公布的最新研究显示，当接受抗病毒治疗患者病毒载量低于 200 拷贝／毫升时，性行为不具有传染性（包括肛交或阴道交）。

随着抗病毒治疗覆盖率的上升，社区新发感染率降低。在非洲对大规模 HIV 阴性人群的长期队列观察显示，抗病毒治疗覆盖率增加的地区，艾滋病新发感染率显著下降。抗病毒治疗覆盖率达 30%～40% 的地区，与小于 10% 的地区比较，HIV 新感染风险减少 38%。

48. 推迟治疗的主要原因包括哪些？

（1）担心药物毒副作用及影响生活质量：目前的抗病毒治疗药物都或多或少有不良反应，长期用药可能使患者出现心血管疾病、骨骼疾病、肾功能紊乱发病的风险。这些不良反应也可能影响某些患者的生活质量，尤其是那些无症状患者。

（2）服药依从性欠佳可能影响病毒学应答：依从性对病毒抑制效果起到至关重要的作用。不能保障良好的依从性，可以考虑推迟治疗。

（3）过早出现耐药可能减少未来换药选择：依从性欠佳与随后的治疗失败可能加剧耐药突变并限制随后的治疗选择。最近来自英国的一项研究显示，对 230 名患者治疗观察 8 年，未发现早期抗病毒治疗增加耐药性，因此，要提高依从性。

49. 抗病毒治疗药物的作用机制是什么？

不同抗病毒治疗药物的作用机制是通过抑制 HIV 复制的各个环节，达到控制病情、提高生活质量的效果。理论上来说，HIV 复制过程中的任何一个步骤均可作为抗 HIV 药物的作用靶点。目前美国 FDA 批准的抗病毒药物分别通过以下途径起作用：阻断 HIV 病毒与 CD4$^+$T 淋巴细胞的融合及进入细胞；阻断 HIV 复制过程中所需的反转录酶、蛋白酶、整合酶等的活性，从而抑制 HIV 的复制。

50. 抗艾滋病毒治疗药物有哪几种？

根据药物作用机制的不同，抗病毒治疗药物可以分为以下五大类。

（1）反转录酶抑制药（RTIs）：通过在 CD4$^+$T 淋巴细胞内阻断反转录酶的作用，阻止 HIV RNA 转录成 DNA，有三类反转录酶抑制药。①核苷类反转录酶抑制药（NsRTIs）。NsRTIs 为最早使用的抗 HIV 药物，可以与脱氧核苷竞争性地与反转录酶结合，从而抑制 HIV 的复制。代表药物有齐多夫定、拉米夫定。②核苷酸类反转录酶抑制药（NtRTIs）。代表药物有替诺福韦。③非核苷类反转录酶抑制药（NNRTIs）。NNRTIs 通过与反转录酶的非底物结合部位结合而抑制 HIV 反转录酶的活性。代表药物有奈韦拉平（NVP）、依非韦伦（EFV）、利匹韦林（RPV）等。

（2）蛋白酶抑制药（PIs）：这些药物通过在 CD4$^+$T 淋巴细胞内阻断蛋白酶的作用，阻止 HIV 蛋白的水解进而干扰其与 HIV RNA 装配成 HIV 病毒，阻止 HIV 病毒从 CD4$^+$ 细胞内释放到细胞外。代表药物有洛匹那韦／利托那韦（克力芝）、达芦那韦、阿扎那韦等。

（3）整合酶抑制药：该药物是通过 CD4$^+$T 淋巴细胞内阻断整合酶的作用，使病毒前整合复合物进入细胞核内后，不能在整合酶蛋白的作用下整合到宿主染色体形成 HIV 前病毒。代表药物有拉替拉韦、多替拉韦。

（4）融合抑制药：这类药物阻断 HIV 病毒与 CD4$^+$T 淋巴细胞膜融合，从而阻止 HIV RNA 进入 CD4$^+$T 淋巴细胞内。代表药物有恩夫韦肽（或称 T20）。

（5）CCR5 受体拮抗药：HIV 进入细胞是一个复杂的过程，包括与 CD4$^+$ 受体吸附，进而与 CCR5 或 CXCR4 分子结合，从而使病毒和细胞膜融合。CCR5 受体拮抗药能够通过与CCR5受体结合而阻止病毒进入靶细胞。代表药物有马拉韦罗。

51. 如何服用抗病毒药物？

抗病毒治疗需要终身服药，有效的治疗一般需要病人同时服用三种抗病毒药物的组合。只有当身体中的药物浓度保持在一定水平时，抗病毒药物才会发挥作用。要保证这一点的主要办法就是按处方服药，包括按时服药、按正确剂量服药、遵守饮食方面的限制、不随意自行停药。

有一些小窍门可以帮助患者按时按量服药，比如使用闹钟、手机定时功能或者请家人朋友提醒等等。鼓励并帮助病人有选择地向家人告知感染状态，以获得家庭的支持，有助于提高患者的依从性。因此，争取在可能情况下，尽量将家人纳入到整个治疗咨询中，如有必要，可由医务人员协助其进行告知。

52. 我国免费治疗的一线抗病毒治疗药物方案是什么？

没有接受过抗病毒治疗的新病人治疗一线方案为替诺福韦（TDF）或齐多夫定（AZT）+拉米夫定（3TC）+依非韦伦（EFV）或奈韦拉平（NVP）。

53. 抗病毒治疗后如何判断疗效？

抗病毒治疗的疗效从三个方面判断：病毒学、免疫学和临床表现。有研究发现，坚持治疗的患者中，40%的患者在抗病毒治疗3个月内病毒载量下降到检测不出，40%的患者在抗病毒治疗3~6个月内病毒载量下降到检测不出，15%的患者在抗病毒治疗6~12个月内病毒载量检测不出，还有大约5%的患者在抗病毒治疗12个月后病毒载量检测不出。病毒载量下降到检测不出的速度一般和治疗前病毒载量的高低有关。抗病毒治疗后$CD4^+T$淋巴细胞上升的速度个体差异很大，一般来说治疗第一年上升最快，上升$150/mm^3$左右。病毒载量检测不出4~6年后，$CD4^+T$淋巴细胞上升会有一个平台期，上升缓慢甚至几乎不上升。从临床上看，抗病毒治疗成功的患者，机会性感染控制良好，几乎不发生新的机会性感染，原先消瘦的患者体重逐渐恢复，临床状况好转。

54. 接受抗病毒治疗后患者体内的 HIV 病毒载量会发生什么变化？

国内外的大量临床治疗资料已经证明，经过规范有效的抗病毒治疗，患者血液中的 HIV 病毒载量会迅速降低并最终完全被抑制，也就是 HIV 病毒载量低于检测下限。一般来说，患者接受抗病毒治疗 1 个月后，血液中的 HIV 病毒载量会比治疗前基线下降至少 $0.5 \sim 1.0$ lg 拷贝／毫升，治疗 6 个月后绝大部分患者能够获得 HIV 病毒的完全抑制。

血液中的 HIV 病毒得到抑制的同时，男性精液和女性阴道分泌物中的 HIV 病毒含量也显著降低。在 2013 年 IAS 的会议中也报告了相关内容：在泰国开展的一项对 88 名男性同性恋 HIV 早期感染抗病毒治疗的研究结果令人振奋，抗病毒治疗后血浆 HIV 病毒载量检测不到的比例分别是治疗第 4 周 22%、第 8 周 55%、第 16 周 80%、第 24 周 91% 和第 48 周 97%。同期对这些患者精液样本进行 HIV 病毒载量检测，HIV 病毒载量检测不到的比例分别是第 2 周 59%、第 4 周 73%、第 12 周 95%、第 24 周 100%。

55. 如何判断抗病毒治疗失败？

治疗失败有三种情况：病毒学失败、免疫学失败和临床失败。

（1）病毒学失败：如果抗病毒治疗失败，首先发生病毒学失败。即治疗 6 个月后，HIV RNA > 400 拷贝／毫升。

（2）免疫学失败：无论病毒是否被完全抑制，$CD4^+$ T 淋巴细胞计数下降到或低于治疗前的基线水平，或持续低于 $100/mm^3$，均可考虑发生了免疫学失败。

（3）临床失败：抗病毒治疗至少 3 个月以后，先前的机会性感染重新出现，或者出现预示临床疾病进展的新机会性感染，或者出现新发或者复发的 WHO 临床分期Ⅳ期疾病，均可考虑发生了临床失败。注意除外免疫重建综合征。

56. 什么情况下会出现治疗失败？

治疗失败是指由于各种因素，体内的病毒复制不再被药物抑制，表现为检测病毒载量含量增高，继而出现 $CD4^+$ T 淋巴细胞计数下降，最终导致临床失败，出现各种机会性感染。治疗失败可以分为病毒学失败、免疫学失败和临床失败。

依从性差是导致治疗失败最常见的原因，对治疗的依从性不好造成了对药物耐药。另外，可能与其他一些因素有关，包括：①治疗开始基线的病毒载量和CD4$^+$ T淋巴细胞计数、高水平的免疫细胞激活、既往抗病毒治疗失败情况、感染耐药株等情况；②药物毒性或不良反应；③药代动力学因素造成的药物有效水平不理想（例如年龄相关的药物代谢变化、药物之间的相互作用、治疗方案对食物或空腹的要求、合并疾病造成的吸收不良等）；④治疗方案不理想等。

57. 出现治疗失败怎么办？

正在接受抗病毒治疗的患者，应定期进行病毒学及免疫学检测，以及时判断是否存在治疗失败的可能性。

如果先前对治疗有反应，病毒复制被抑制到检测不出的水平，但其后又反复出现病毒载量大于400拷贝/毫升的情况为病毒反弹。如果出现病毒反弹或病毒载量小幅度增加，可在加强依从性教育的同时，继续观察病毒学变化。

一旦确认病毒学失败，应进行耐药检测，并根据耐药结果更换至少2个以上有活性的抗病毒药物。单独更换一种或者在原来失败方案的基础上加一种药是不理想的。

58. 坚持服药可以减少耐药吗？

如果没有按照处方要求服药，或者在没有询问医生的情况下擅自停药，抗病毒药物在体内就不能达到控制病毒所需要的水平。HIV会继续或重新开始复制并且攻击CD4$^+$ T淋巴细胞。也就是说CD4$^+$ T淋巴细胞的数量会继续减少，身体的免疫力会继续变弱。一段时间以后，又要开始生病了。当HIV重新开始复制的时候，它会利用这个机会发生一些改变。新复制的病毒会发生变异并产生耐药。如果病毒对以前的抗病毒药物产生耐药，这些药物就不能再发挥它们对病毒的抑制作用了。这将导致今后治疗过程中可选择的有效药物越来越少。为防止耐药的发生，必须坚持每天按时按量服用医生开出的药物，并听从医生的建议，这是成功治疗的关键。

59. HIV 耐药的流行情况怎样？

HIV 耐药分为原发耐药和继发耐药。原发耐药指未接受抗病毒治疗的患者存在的 HIV 耐药，继发耐药指抗病毒治疗以后发生的 HIV 耐药。在应用抗病毒治疗时间较长的国家和地区，原发耐药的发生率大约为 10%，耐药 HIV 的流行会制约抗病毒治疗的成功，对资源有限地区来说后果尤其严重。

60. HIV 发生耐药的机制是怎样的？

没有接受抗病毒治疗的患者体内 HIV 高速复制，每天有约一百亿病毒拷贝被复制。由于 HIV 反转录病毒复制过程缺乏矫正功能、精确度较低，因此导致每一轮 HIV 病毒复制中都会出现随机的变异。HIV 病毒具有高水平的变异率，因此理论上说每天都有可能出现单个碱基的变异。这样，如果一种抗病毒药物不能完全地控制 HIV 的复制，药物压力下持续的病毒复制会出现变异的不断累积并最终导致耐药出现。对于一些抗病毒药物来说，一个单独的位点变异就可导致高水平的耐药，而另一些药物可能需要多个位点变异才导致耐药。

61. HIV 耐药检测有哪几种方法？

目前主要有两种检测耐药的方法：基因型检测，即检测耐药变异的存在；表型检测，即检测培养的病毒对各种药物的敏感性。①基因型检测：扩增病毒基因进行基因测序后，将测序结果与数据库中标准病毒株比较后可获得耐药变异结果。通过输入所测得的序列，数据库可自动提供病毒基因变异及耐药的结果。基因型检测简便、相对便宜、耗时少，在临床上广泛使用，但它不能定量检测药物耐药程度。②表型检测：表型检测通过病毒培养，再通过与无耐药性个体减少HIV 病毒复制 50% 或 90% 所需的药物水平对耐药程度进行分级。表型耐药是耐药检测的金标准，直接提供药物的耐受情况，可定量检测。但实验室要求高、费时、昂贵。

62. 核苷类反转录酶抑制药耐药突变的主要位点和特点有哪些？

核苷类反转录酶抑制药（NRTIs）耐药的主要位点和特点如下：①胸腺嘧啶类似物突变（TAMs）：包括 M41L、D67N、K70R、L210W、T215Y/F 和 K219Q。这些突变逐步累积，引起耐药水平上升 5～100 倍，对几乎所有 NRTIs（包括替诺福韦）耐药。它主要由齐多夫定和司坦夫定引起。② M184V：M184V 主要由拉米夫定引起，对拉米夫定高度耐药，但突变病毒株对齐多夫定、替诺福韦和司坦夫定的敏感性增强。而且，突变病毒株的复制能力下降。③ K65R：主要由替诺福韦引起，导致突变病毒株对替诺福韦、阿巴卡韦、拉米夫定、去羟肌苷耐药，但对齐多夫定的敏感性增强。④ L74V：常由阿巴卡韦和去羟肌苷引起，导致对这两个药物耐药，但对齐多夫定和司坦夫定的敏感性增强。⑤ 69 位插入复合体（T69D/N/S/A）：由 69 位点突变（典型突变是 T69S）伴随两个或更多个氨基酸（S-S、S-G 或其他）组成，导致对除了替诺福韦以外所有 NRTIs 耐药。⑥ Q151M 复合体：包括 A62V、V75I、F77L、F116Y 和 Q151M，导致病毒对包括替诺福韦在内的所有 NRTIs 耐药。需要指出的是，在包含拉米夫定的方案中很少发生 69 位插入复合体和 Q151M 复合体突变。

63. 非核苷类反转录酶抑制药耐药突变的主要位点和特点有哪些？

非核苷类反转录酶抑制药（NNRTIs）的耐药屏障很低，HIV 很容易发生对这类药物的耐药。最重要的针对 NNRTIs 的突变有 K103N 和 Y181C。① K103N：奈韦拉平和依非韦仑均可引起，导致对奈韦拉平和依非韦仑 20～50 倍耐药，但不影响第二代 NNRTI 依曲韦林。该种突变不仅导致病毒耐药，还导致突变病毒株复制能力增强。② Y181C：主要由奈韦拉平和地拉韦啶引起，导致对这两种药物高度耐药。依非韦仑不引起 Y181C 突变，但该突变能导致依非韦仑低度耐药。

64. 蛋白酶抑制药耐药突变的主要位点和特点有哪些？

蛋白酶抑制药（PIs）耐药位点多且作用复杂，一个病毒株存在多个突变时，很难定量评估每个突变对每种 PI 的作用。PIs 的主要突变位点有 17 个，包括 23、30、32、47、48、50、82、84、24、33、54、73 位。次要突变位点更多。总的来说，PIs 耐药屏障高，与 NRTIs 和 NNRTIs 相比，HIV 不容易发生对 PIs 的耐药，特别是包含利托那韦（RTV）的双蛋白酶抑制药更不容易耐药。例如，我们国内用的克力芝需要高达 8 个位点的突变才发生耐药。

65. 如何看待服药过程中的不良反应？

和其他药物一样，刚开始服用抗病毒药物时也有可能出现不良反应。每个人的情况各不相同。大多数人不会经历副作用，有的人会产生一些可以忍受的轻微不良反应；当然也有少数人可能会发生不可忍受的、甚至很少见的严重不良反应。但是您想想，得病吃什么药是没有不良反应的？比如癌症患者的化疗药物不良反应更加严重，但是癌症患者可没有像艾滋病这样可以得到免费治疗。而且艾滋病的大多数不良反应只发生在服药后的最初几周，大多在 2～6 周后可以自行缓解，所以为长远的身体健康考虑，忍受最初的不良反应是很值得的。而且即使出现了不良反应，医生也会有一些方法能减轻症状。

66. 如何帮助患者应对不良反应？

告诉患者如果服药后出现不适，请一定不要随意自行停药，那样会出现耐药，应积极与经治医生联系沟通，寻求帮助。经治医生有责任为患者提供联系方式。

治疗过程中，每次随访，尤其是刚开始治疗时，注意观察患者的情况，如果哪方面有所改善，一定要向患者做出说明，并积极表扬，比如某女性患者，可表扬其脸色变红润了变漂亮了，或者痘痘减少了等等。以帮助患者看到治疗的好处和希望，坚定治疗的决心，克服各种困难。

67. 为什么强调服药依从性？

抗病毒药物需要每天按时服用，终生服药，以持续抑制体内病毒的复制，在药物选择种类有限的前提下，是否能够每日按时坚持服药决定了抗病毒治疗的长期有效性。如果不能按时服药，在药物浓度不够的情况下，病毒株更容易发生突变，从而造成对药物的耐药，损害治疗效果。

68. 如何保证成人的服药依从性？

面对成人患者，首先要给予充分的用药指导，强调按时按量服药的重要性，以获得对方的理解和配合，培养其主动按时服药的意识。然后医生可以鼓励患者使用一些小技巧避免因遗忘或者未带药物等引起的漏服，如在手机上设置服药提醒闹钟、用分割成七天的便携式小药盒放药等。

69. 如何保证儿童的服药依从性？

儿童服药较成人面临更多挑战，不仅需要克服自身服药的困难，还需要看护人的帮助。

首先需要选择适合儿童服用的药物剂型，可以使用易于儿童吞咽的小剂量片剂或口服液；在不影响药物有效作用的前提下，加入其他少量食物改善药物口感；并提供轻松的服药环境；每天在固定的时间服药；或将服药联系到某个固定发生的事件上，比如服药安排在每天看儿童节目的时间等以帮助养成服药习惯。

70. 针对不同人群，抗病毒治疗前咨询需要注意什么？

针对不同人群，咨询人员要注意咨询的技巧、方式因人而异，要灵活掌握。例如：有些患者对艾滋病有较深的了解，并有主动阅读该病治疗领域新研究的习惯，因此对此类人群进行用药辅导时应先做好相应知识储备，用科学的依据说服对方开始用药。对药物的一些不良反应如皮疹等应事先说明，以杜绝患者中途放弃治疗，造成不良后果。

71. 美沙酮和抗病毒药物同时服用安全吗？

美沙酮维持治疗可以促进抗病毒治疗的依从性。美沙酮维持治疗加上良好的咨询服务以及同伴教育，能够帮助患者保持生活稳定，使得毒品依赖的 HIV 感染者坚持按时按推荐剂量服用抗病毒治疗药物，并定期随访。抗病毒治疗的同时坚持美沙酮维持治疗的患者能够获得与其他人群类似的病毒抑制效果和恢复免疫功能。

值得注意的是，美沙酮和抗病毒治疗药物之间存在较为复杂的相互作用，IDU（injective drug use，IDU）患者应当如实告知医生美沙酮维持治疗情况和抗病毒治疗情况，医务人员也需要了解和学习相关知识，为 IDU 人群提供规范治疗和定期随访检测。

具体来说，NVP、EFV 与美沙酮合用时，美沙酮的有效血药浓度有不同程度下降，也就是说患者在服用了这些抗病毒药物后，如果继续使用原来的美沙酮剂量，患者则可能出现"戒断症状"，无法耐受和坚持治疗。这种药物间的相互作用可以通过适当地增加美沙酮剂量来克服。

整合酶抑制药拉替拉韦、多替拉韦、非核苷反转录酶抑制药利匹韦林等抗病毒药物和美沙酮没有明显的相互作用。

72. 肠道是巨大的病毒储存库吗？

肠道是个超大的病毒储藏库，是病毒的避风港湾，70% 的病毒都藏在这里睡觉，也是目前不能根除的原因。目前，有研究者致力于研究病毒储藏库的"释放"，也就是将抗病毒治疗和某些干扰因子（如 T 细胞活化剂、组蛋白修饰酶抑制药、DNA 甲基化抑制药）同时使用，目的在于通过干扰因子使储藏库中病毒表达，再通过免疫系统和药物发挥抗病毒作用，并阻断病毒的进一步扩散，达到逐渐缩小病毒储藏库的目的。要想实现这一目标，需要尽早应用抗反转录病毒药物，这一措施可以缩小病毒储存库范围，并减轻对免疫系统的损伤，特别是感染早期对肠道的损伤。

73. 怀孕女性感染者何时开始抗病毒治疗？

在妊娠和哺乳期间，所有 HIV 感染的妊娠和哺乳期妇女均应启动三联抗反转录病毒治疗。HIV 感染的妊娠和哺乳期妇女进行抗病毒治疗的主要目的在于维护孕妇的健康和预防母婴传播，而且也有助于预防性行为传播。建议感染者终身服用抗病毒药物治疗。

74. 女性感染者用药需要注意哪些问题？

在常用的抗病毒药物中，EFV 对于炔雌醇浓度没有影响，但可导致黄体酮水平显著降低，而口服避孕药对 EFV 的浓度没有影响，因此，使用含 EFV 方案的妇女，建议使用其他避孕措施。EFV 是妊娠 D 类药物，有引起胎儿神经管发育异常的报道，由于神经管发育通常出现在妊娠第 5～6 周，因此，对于打算生育或没有避孕措施的性活跃女性，应避免在孕早期使用 EFV，但对于已经使用 EFV 而后发现怀孕的妇女，可继续使用 EFV，以免换药引起病毒学波动而致垂直传播的风险增加。

由于 NVP 可能出现危及生命的严重肝不良事件，$CD4^+T$ 淋巴细胞计数高于 250 个 /mm^3 的妇女禁止使用 NVP。蛋白酶抑制药耐药屏障较高，对于孕妇可以考虑首选克力芝进行抗病毒治疗。

75. 为什么儿童感染 HIV 后要尽早开始抗病毒治疗？

由于儿童在感染 HIV 时自身免疫系统发育还未完善，体内病毒载量含量高，疾病进展更迅速，而且使用实验室指标预测疾病进展的价值比成人要小，对小婴儿来说尤为如此。年龄越小，发生机会性感染及疾病进展的概率越高，因此，儿童年龄越小，抗病毒治疗越应积极。

2015 年世界卫生组织指南更新，推荐所有 HIV 阳性儿童，无论其 $CD4^+T$ 淋巴细胞计数或临床分期如何，均应尽早开始抗病毒治疗。

76. 可能影响儿童服药的因素有哪些？

不合适儿童使用的剂型，药物服用口感差，存在与食物同时服用的限制，有些药物需要低温保存、需要家长看护等情况，都可能增加儿童服药的困难。

77. 儿童接受抗病毒治疗后，需要定期随访监测哪些指标？

由于儿童免疫系统发育不成熟，病情变化快，服药后较成人更需要定期随访检测。儿童服用抗病毒药物后，需要监测身高、体重、头围以反映体格发育情况；需要定期检测血常规、肝肾功能以监测药物不良反应；发生并发症或服用某些特定药物时还需要增加其他相关的针对性检测项目。

78. 儿童抗病毒药物的剂量需要调整吗？

由于儿童处于生长发育阶段，体重不断增加，且变化较快，需要根据体重来不断调整用药剂量，以达到有效的药物浓度。应使用不同体重所对应的药物剂量，剂量不足易导致耐药发生。

79. 感染了 HIV 的孩子能够长期存活吗？

由于三种药物联合抗病毒治疗方案在全球范围的广泛使用以及早期诊断和早期治疗在我国的推广，越来越多的 HIV 感染儿童在发现 HIV 感染的早期就接受了有效的抗病毒治疗，这使得病毒在体内的复制在早期就得到抑制，免疫系统功能未受到严重破坏，且服药后免疫系统功能恢复到正常儿童水平，使得这些 HIV 感染儿童能够像健康儿童一样成长并长期存活。

80. 该不该让孩子知道自己得了什么病？

国际上一些研究已经显示，让 HIV 感染的儿童了解自己的病情，得到正确的疾病相关知识，帮助其正视疾病，解决他们心里的疑惑，有助于提高儿童的服药依从性并提高生活质量。但应格外注意告知的方式和方法，选择合适的时机及恰当的方式，避免带来负面影响。

儿童及青少年的疾病告知不是一次性事件，这是一个长期的过程，需要看护人、医务人员与患儿之间反复多次的交流和沟通，逐渐增加告知的信息量，保证儿童有理解和消化的时间。为他们提供轻松安全的环境、正确的信息、有希望的正性的提示。

何时开始告知疾病没有绝对的时间点和年龄标准，当儿童开始提出关于服药原因或者疾病相关的疑问，即是准备告知的开始。通常学龄阶段的儿童已具备接受告知的条件。过晚的告知有可能带来更多的困难和心理问题，最好不要等到青春期时再告知。

81. 对 HIV 感染或暴露儿童免疫接种的原则是什么？

对 HIV 感染或 HIV 暴露儿童免疫接种的推荐原则：死疫苗可以如期接种；减毒活疫苗接种前要检测婴幼儿的免疫状态，检测 $CD4^+T$ 淋巴细胞百分比决定是否接种。如 $CD4^+T$ 淋巴细胞百分比 ≥ 25%，可以接种；如 $CD4^+T$ 淋巴细胞百分比 < 25% 或存在 HIV 感染的临床症状时，不能接种（此标准供参考）。

接种后要注意加强保护性隔离。除外 HIV 感染的婴儿，要及时补种疫苗，明确 HIV 感染的婴儿应根据免疫状态决定补种疫苗时机。

82. 老年人抗病毒治疗需要注意什么？

性传播是我国目前艾滋病传播的主要途径，在全国各地新报告的 HIV 感染者中，年龄 > 65 岁的老年人特别是老年男性所占比例有所增加，这一现象已经得到流行病学家和临床医生的重视。在加强重点人群行为干预的同时，积极开展老年患者的抗病毒治疗也十分必要。

随着衰老导致的身体功能退化和 HIV 的共同作用，老年感染者更容易出现心脏、脑、肝、肾重要器官的功能不全，对抗病毒治疗提出了更高的要求。一般来说，在开始抗病毒治疗开始之前，应当充分地评估患者的身体状况，尤其是是否存在不稳定的慢性疾病，如高血压、糖尿病、肾病、认知障碍等，必要时联合其他专科医生共同开展评估和诊治。

抗病毒治疗过程中，严密地对治疗疗效和安全性进行检测随访结合重要脏器的功能监测，对老年患者尤为重要。

83. 老年患者治疗的顾虑是什么？

多数老年感染者对于抗病毒治疗有相似的疑惑和担忧，最为常见的是：①由于担心得不到家人的理解和支持，回避或者拒绝治疗；②认为自己身体没有不适症状，而且期待更长的无症状潜伏期，抱有侥幸心理；③担心抗病毒治疗药物的不良反应不能耐受，影响生活质量，拒绝治疗。针对这些问题，临床医生应当更为细致耐心地协同同伴教员开展工作，包括鼓励和动员老年患者告知家人，寻求更为有效的家庭支持，向患者本人和家属讲解艾滋病基本知识，特别是艾滋病相关疾病和非 HIV 相关疾病发生和发展规律、抗病毒治疗的疗效等。

84. 如何为老年患者选择一个合适的治疗方案？

老年患者理想的治疗方案是：服用方便、不良反应相对轻微、高效并且易于坚持。目前我国可以获得的抗病毒治疗药物均可以使用于年龄 > 65 岁的老年患者，建议根据患者的具体情况选择个体化治疗方案。

对于基础肾功能不全的老年患者，使用 TDF 时，根据血清肌酐清除率调整使用剂量。

85. 什么是艾滋病功能性治愈？

目前艾滋病尚不能完全治愈，一旦患者开始治疗，则需要终身服药，但国外已有了 HIV 感染者功能性治愈的先例。所谓功能性治愈是指感染者体内的病毒被完全抑制，机体免疫功能正常，即便停止抗病毒治疗，用常规方法也难以在患者血液中检测出病毒的情况。

86. 功能性治愈的病例有哪些？

功能性治愈目前没有成熟经验，仅有罕见病例报道。例如，一位柏林白血病和艾滋病患者蒂莫西·雷·布朗，因为白血病需要骨髓移植，捐赠者骨髓含有先天性抵御艾滋病的变异基因，因此该患者得以获得功能性治愈。还有一个例子是在美国约翰·霍普金斯儿童中心、密西西比大学医学中心，对一名婴儿出生后30小时开始使用三联抗病毒药物治疗。抗病毒治疗持续使用至婴幼儿18个月，该婴幼儿的母亲将其抗病毒治疗停止并且没有来随访，直到婴幼儿23个月时才再次就医。医生意外地发现，其病毒载量在检测线以下，持续观察到婴幼儿26个月时，除常规检测外，使用高敏方法、病毒培养等检测病毒，均提示病毒没有活动复制迹象，但在停药2年多后体内再次检测出HIV，说明攻克艾滋病的任务远比想象得复杂、艰难。

87. 如何利用锌指核糖核酸酶（ZFN）技术敲除人体的CCR5受体？

HIV通过一种称为CCR5的T细胞表面受体感染T细胞，清除这种受体可使T细胞高度抵抗HIV感染。柏林患者在接受骨髓移植治疗白血病后不久失去了所有的感染迹象。提供骨髓移植的供体具有一种CCR5基因变异，使得CCR5受体低表达。

用基于ZFN的治疗破坏T细胞中的CCR5基因或许能够重现这一戏剧性的效应。利用ZFNs破坏T细胞中CCR5基因，并将修饰T细胞注入患者体内的基因治疗当前正在开展临床试验。已有科学家证实利用更为简单的ZFN传递方法可以获得同样的效应。他们将ZFN蛋白直接添加到细胞皿中的T细胞上，发现在数小时内相当一部分ZFN治疗细胞显示出CCR5基因活性急剧减少。

88. 什么是感染者检测发现到治疗的"一站式服务"模式？

一个感染者从首次初筛后，要经历至少一次复核筛查、蛋白印迹确认、$CD4^+T$淋巴细胞检测，然后动员转介到医疗机构，在医疗机构再进行治疗前动员、体检及必要的血液检查，最后进入抗病毒治疗阶段。整个过程涉及发现患者所在的机构（可能是医疗机构、可能是咨询检测机构或者社区组织）、实验室诊断机构（多为各级疾病预防控制中心）、治疗机构（指定医疗机构）。患者往返于各个机构完成上述检查，在此过程中，由于怕麻烦、担心暴露、经济花费等原因，患者会在不同环节丢失，而最终不能顺利进入到治疗环节。对于那些需要治疗的患者，这样的拖延可能导致患者因不能及时治疗而丧失生命。

为了更加方便患者，将上述流程进行优化，可以大大提高工作效率。以患者为中心，将初筛阳性后的患者直接转诊到艾滋病治疗定点医院，以医院为平台为患者提供诊断、咨询和治疗的"一站式服务"，包括一次性完成确认和 $CD4^+ T$ 淋巴细胞检测标本采集、患者体检、抗病毒治疗咨询等一系列工作。减少工作环节，加快初筛、确认到抗病毒治疗的时间，减少各环节患者脱失。

89.什么是艾滋病个案管理制度？

个案管理的概念早在 20 世纪出现，为护理和社工专业采用，美国疾控中心于 1995 年发出个案的管理指南，1997 年进行修订，正式将个案管理服务提供给艾滋病病毒感染者。艾滋病个案管理制度即是一种以艾滋病患者个体为中心的医疗照顾制度，承担从就诊者筛检到后续随访、就医的持续性服务，着重于沟通与协调的艾滋病患者的医疗照护，同时可以提供降低危险行为等干预服务的艾滋病个案管理模式。主要目的在于使个案做好健康管理，降低医疗成本及提高生活质量，有效减少 HIV 感染者的危险行为。

90.个案管理师的功能是什么？

成功的个案管理师在连接患者与各服务机构时担当一个积极的、促进的角色。个案管理师应能掌握所有相关的资源网络，个案管理师也应精于沟通交流和咨询的技巧，并在以下几个方面起到作用。

（1）公共卫生：设法以提供医疗服务为手段，改变病人的行为，降低传染给他人的风险。

（2）社会：协助艾滋患者回到家庭、回到社会，协调家庭与社会的力量改变患者的行为，减少社会的负担。

（3）医疗：督促患者按时随访，提高服药依从性，以获得药物治疗的最大利益。

四、艾滋病机会性感染及合并症

91. 什么是机会性感染？它在什么情况下发生？

当人体的免疫功能下降时，原本已经寄生在人体中的一些非致病性微生物可以造成疾病的发生，或者是对致病微生物的易感性增加而发生感染。它是艾滋病患者就诊、入院、死亡的重要原因。

当 $CD4^+T$ 淋巴细胞计数降低到一定程度时就有可能发生机会性感染。但是，在不同的 $CD4^+T$ 淋巴细胞水平上常见的机会性感染并不一样。例如：$CD4^+$ 淋巴细胞计数 $200 \sim 500/mm^3$ 时容易发生皮肤真菌感染、口腔念珠菌病、结核病、单纯疱疹、带状疱疹、口腔毛状白斑、Kaposi 肉瘤、非霍奇金淋巴瘤等；$CD4^+T$ 淋巴细胞计数 $50 \sim 200/mm^3$ 时容易发生肺孢子菌肺炎（PCP）、隐球菌病、弓形体病、艾滋病痴呆综合征等；而 $CD4^+T$ 淋巴细胞计数低于 $50/mm^3$ 时容易发生隐孢子虫病、巨细胞病毒病、鸟分枝杆菌复合群感染、原发性中枢神经系统淋巴瘤、进行性多灶性白质脑病（PML）等机会性感染。

92. 成人感染者什么情况下服用复方新诺明？如何服用？

当 $CD4^+T$ 淋巴细胞计数小于 $200/mm^3$ 的时候需要服用复方新诺明。它可以预防肺孢子菌肺炎（PCP）、弓形体脑病及其他敏感菌导致的细菌感染，降低艾滋病患者的病死率。成人服用方法是每天 1 次，每次 2 片，每片包含磺胺甲噁唑（SMZ）0.4 g 和甲氧苄啶（TMP）0.08 g。如果抗病毒治疗后 $CD4^+T$ 淋巴细胞计数上升到 $200/mm^3$ 以上且 3 个月后复查仍为 $200/mm^3$ 以上，则可以停用复方新诺明。如果以后 $CD4^+T$ 淋巴细胞计数又降低至 $200/mm^3$ 以下，还需要重新服用复方新诺明。

93. 儿童复方新诺明的使用及停药标准是什么？

我国目前推荐所有 HIV 阳性母亲所生婴儿在出生 $4 \sim 6$ 周后开始服用复方新诺明以预防 PCP，直到排除 HIV 感染。确诊的 $1 - 5$ 岁 HIV 感染儿童，$CD4^+T$ 淋巴细胞计数 $< 500/mm^3$ 或 CD4% < 15% 时使用；5 岁以上感染儿童 $CD4^+T$ 淋巴细胞计数 $< 200/mm^3$ 或 CD4% < 15% 时使用。在除外 HIV 感染或免疫系统

得到重建（抗病毒治疗 3 ~ 6 个月后，CD4% > 15%）或发生严重药物不良反应（药疹、肝肾功能不全或严重骨髓移植）时停止用药。

94. 复方新诺明对儿童 HIV 感染者还有哪些其他好处？

复方新诺明属于磺胺类抗菌药，是 SMZ 与 TMP 的复方制剂，对非产酶金黄色葡萄球菌、化脓性链球菌、肺炎链球菌、大肠埃希氏菌、克雷伯杆菌属、沙门菌属、变形杆菌属、摩根菌属、志贺菌属等肠杆菌科细菌、淋球菌、脑膜炎奈瑟菌、流感嗜血杆菌均具有良好抗菌作用。美国早在 1989 年推荐使用该药预防 PCP。复方新诺明的使用可以显著降低细菌性疾病如肺炎、腹泻、疟疾等的发病率，并降低住院率和病死率。

95. 梅毒和艾滋病有何相互影响？

梅毒和艾滋病都是在世界范围广泛流行的严重危害人体健康的重要传染病，两者均可通过血液、性和母婴垂直途径传播，两者的临床表现都很复杂，梅毒被称之为"伟大的模仿者"，临床表现多种多样，而艾滋病的临床表现也极为复杂，可累及全身各个器官和系统。两者可能存在潜在的相互作用，一方面，梅毒患者对于 HIV 感染的危险性增高，也就是说梅毒感染后，通过性行为感染艾滋病的可能性增大。另一方面，艾滋病患者感染梅毒后可能会改变梅毒的临床表现，使得梅毒的临床损害更加严重并加速梅毒疾病的进展。

96. 艾滋病合并梅毒的诊断方面有何特点？

艾滋病患者早期梅毒（一期、二期和早期潜伏性梅毒）的检测方法与非 HIV 感染者相同。HIV 感染并没有降低暗视野显微镜法的敏感性和特异性。与非 HIV 感染相比，HIV 感染者对非梅毒螺旋体抗体血清试验更加不典型，但梅毒螺旋体抗体血清试验在 HIV 感染和非 HIV 感染的患者中没有显著差异。如果血清学检测不能确定可疑梅毒的诊断，应该采用活检、暗视野检查、直接荧光抗体染色等方法进行确诊。潜伏性梅毒患者有血清学检查证据，但是缺乏临床和其他实验室异常的证据（例如正常脑脊液检查结果）。晚期梅毒患者的诊断检测方法在 HIV 感染者和非 HIV 感染者中相同。

所有的梅毒患者，无论疾病处在哪个阶段，都应该进行中枢神经系统或眼部的评价。脑脊液异常（蛋白升高、脑脊液单核细胞增多）在早期梅毒和伴有 HIV 感染的患者是常见的。但是，脑脊液在区分 HIV 感染与非 HIV 感染的梅毒患者时的预后意义还不清楚。

97. 艾滋病合并梅毒的预防和治疗方面有何特点？

对性行为活跃的 HIV 感染者，每年至少进行一次梅毒的常规血清学检查，而对那些有多个伴侣、无保护性行为、非法吸毒或者其伴侣有以上行为的患者，应该增加梅毒筛查的频次（每 3~6 个月 1 次）。

HIV 感染者梅毒的治疗方法与非 HIV 感染者相同，青霉素依然是梅毒治疗的一线药物。对青霉素过敏或存在其他原因时，可使用替代治疗（包括多西环素、头孢曲松或阿奇霉素）。

对于晚期梅毒或没有症状的神经梅毒患者，给予苄星青霉素 G 治疗。替代治疗包括口服多西环素或头孢曲松。

对于神经梅毒或耳梅毒患者，给予水剂青霉素或普鲁卡因青霉素 + 丙磺舒。

HIV 感染的晚期梅毒患者应该进行脑脊液检查以排除神经梅毒的存在。早期梅毒患者应该在治疗后定期进行临床及血清检查以明确治疗效果；晚期梅毒患者应定期进行非梅毒螺旋体抗原血清试验，以判断疗效。

98. 艾滋病合并尖锐湿疣如何治疗？

尖锐湿疣是人乳头瘤病毒（HPV）引起的，通常表现为生殖器疣，在人体其他部位如口腔也可能发生。但艾滋病患者感染生殖器疣的风险高于普通人群，两者均可通过性传播和母婴垂直传播，与性伴的数量密切相关，除此以外，尖锐湿疣还可以通过间接接触传播。与一般人群相比，艾滋病患者中尖锐湿疣的疣体体积较大，数量也较多，对治疗的反应也较差。

在治疗方面与一般人群相同，对于单纯性外生殖器疣可采用的方法包括

0.5% 足叶草毒素溶液或凝胶、5% 咪喹莫特霜、15% 茶多酚软膏。

对于复杂和多中心的瘤体，可采用的治疗方法包括冷冻治疗、80%~90% 三氯醋酸或二氯醋酸外用、外科或激光切除、10%~25% 足叶草脂安息香酊外用。

99. 艾滋病合并生殖器疱疹的临床表现如何？

生殖器疱疹大多由单纯疱疹病毒（HSV）-2 型引起，部分由 HSV-1 引起，典型的生殖器黏膜或皮肤病损过程包括丘疹、疱疹、溃疡和结痂阶段。溃疡性病变通常是黏膜表面上见到的唯一表现，但疱疹常见于外阴部位皮肤（如阴茎、大腿、会阴）。局部可能出现一些前驱症状如疼痛和瘙痒。黏膜病变偶尔伴有尿痛、阴道或尿道分泌物。腹股沟淋巴结肿大常见，尤其是在 HSV 原发感染时。这些经典表现发生于一些患者，但大多数患者的病损轻微或不典型，可能不会导致患者就医，依靠体检也很难诊断。在严重免疫功能损害的患者，可出现广泛的、深度的、经久不愈的溃疡，这种病变最常见于 CD4$^+$T 淋巴细胞 < 100/mm^3 的患者，并且通常与阿昔洛韦耐药 HSV 感染有关。

100. 艾滋病合并生殖器疱疹如何诊治？

对于 HSV-2 感染的患者，治疗时应考虑一些因素，如 HSV 复发的频率和严重程度、HSV-2 传染易感者的危险性以及 HIV 和 HSV-2 之间潜在的相互作用，HSV-2 感染可能会导致血浆和生殖器分泌物中 HIV 病毒载量增加。复发性患者的治疗不影响生殖器 HSV-2 感染的疾病进程，也不能降低 HSV-2 向性伴传播的风险。具有不安全性行为、自身或性伴感染史，同时具有典型临床表现，即可临床诊断，不典型皮损需要结合病原学检查确诊。

初发或复发生殖器疱疹发作的治疗药物包括伐昔洛韦、泛昔洛韦或阿昔洛韦。在治疗 7~10 天时如果病变没有好转的迹象，应考虑治疗失败的可能。HSV 耐药表型检测是诊断 HSV 耐药的金标准，基因型耐药检测方法正在研发之中。阿昔洛韦耐药时首选治疗为膦甲酸钠。

101. 艾滋病患者合并淋病如何诊治？

淋病是由奈瑟双球菌感染引起的，主要通过性接触感染，也可通过日常接触感染。潜伏期 2～10 天。男性患者的初发症状一般为排尿困难和尿痛，尿道口通常有脓性分泌物，特别是晨起时，感染上行可造成前列腺炎和附睾炎，可出现会阴疼痛、睾丸胀痛等症状。女性患者通常没有症状，少数患者可有尿频、尿急、排尿困难等，也可出现外阴痛痒，分泌物增多，检查可见尿道口及宫颈红肿，宫颈口黏液脓性分泌物，可并发输卵管炎、子宫内膜炎、盆腔炎。其他部位的感染可引起淋菌性结膜炎、淋菌性肛门直肠炎和淋菌性咽炎。淋病的诊断有赖于显微镜检，也可采用血清学检查、PCR 或细菌培养的方法。

淋病的治疗应根据血、分泌物和排泄物的微生物培养及药敏结果选用，用药时间视病情而定。淋菌性尿道炎、宫颈炎、直肠炎可选用头孢曲松、大观霉素或头孢噻肟。治疗后 4～7 天应当从患病部位取材做淋球菌涂片和培养，阴性方为治愈。

102. 什么叫 HIV 相关肿瘤？HIV 相关肿瘤可以预防和治疗吗？

1993 年美国疾病预防控制中心定义 HIV 相关肿瘤包括卡波西肉瘤、非霍奇金淋巴瘤（包括原发性中枢神经系统非霍奇金淋巴瘤）和浸润性宫颈癌。这些肿瘤在 HIV/AIDS 患者中的发病率远远高于 HIV 阴性的人群，也是 HIV/AIDS 患者住院和死亡的常见原因。免疫功能缺陷是 HIV 相关肿瘤发生的危险因素，尤其是 CD4$^+$T 细胞计数 < 200/mm^3 的患者发病率显著增加。尽早地开展抗病毒治疗，避免严重持续的免疫功能抑制，将相应地减少 HIV 相关肿瘤的发生。

103. 艾滋病合并非霍奇金淋巴瘤（NHL）的临床表现怎样？

典型表现是无痛性淋巴结肿大，可伴有发热、消耗、肝脾大等非特异性症状，需要通过淋巴结活检确诊。在开展 ART 之前，HIV 感染者发生 NHL 的风险非常高，有证据表明这种风险有可能达到普通人群的 150～250 倍，艾滋病合并 NHL 中 B 细胞来源占 95%。抗病毒治疗被广泛采用后，艾滋病合并 NHL 发病率显著下降，同时因为患者的免疫功能重建，对化疗的耐受性提高，预后明显改善。研究表明，以抗病毒治疗与 CHOP 方案或 R-CHOP 方案联合治疗弥漫大 B 细胞淋巴瘤安全有效。但是，抗病毒治疗后，传统的化疗方案治疗 AIDS 相关伯基特淋巴瘤患者存活率仍然很低，而采用短期强烈多药联合方案可使有效率和总生存率明显改善。

104. 卡波西肉瘤有怎样的临床表现？

卡波西肉瘤是艾滋病患者最为常见的肿瘤，临床表现典型皮损为多发性红色或紫红色丘疹、结节或斑块。皮损主要分布在躯干、头面和上肢，口腔、肺、胃肠道亦可受累。通过病理组织学检查确诊。

艾滋病合并卡波西肉瘤的治疗主要包括：①抗病毒治疗；②化疗常用于累积内脏的 KS 或泛发、浸润生长的皮损；③局部放射治疗。患者预后与病变范围、浸润和转移程度、治疗反应等有关。

105. 什么是侵袭性宫颈癌的临床表现？

人乳头状病毒（HPV）是一种常见的性传播病毒，是宫颈癌的最常见病因。女性感染者宫颈癌的发病率较普通人群增高 10 倍以上。由于 ART 不能直接降低 HPV 感染率，并且 ART 后诸多感染者生存期延长，导致临床上发现宫颈癌和其他 HPV 感染相关肿瘤发病率增高。

主要症状是阴道不规则流血、流液、性交疼痛等。女性感染者定期行巴氏宫颈涂片检查有助于早期发现宫颈上皮内瘤变，及早治疗能够明显改善患者的预后。侵袭性宫颈癌的治疗主要是手术治疗，必要时辅以局部放疗。

106. 非 HIV 相关肿瘤有哪些？

近年来研究发现，由于 HIV 导致的全身异常免疫激活、炎症反应存在，多种肿瘤的发生率均较 HIV 阴性人群增高，一项非洲的研究观察显示非 HIV 相关癌症，以肺癌、霍奇金病、睾丸癌最常见。2009 年 CROI 国际会议上，Bruyand

等报道，在4194名HIV感染者中，有251人发生恶性肿瘤。值得注意的是，非HIV相关肿瘤发生率明显高于HIV相关肿瘤，肺癌较多，预后不良。

107. HIV感染者为什么要检测病毒性肝炎指标？

合并HIV感染的病毒性肝炎主要是乙型肝炎（HBV）和丙型肝炎（HCV），肝病的进展会加快，所以需要尽早开始艾滋病的抗病毒治疗。经检测一旦发现乙肝和丙肝病毒感染，就可以尽早开始艾滋病的抗病毒治疗，还能尽早进行乙肝或者丙肝的抗病毒治疗，减缓肝病进展。另外，抗HIV药物可以导致肝毒性，而合并病毒性肝炎的艾滋病患者服用抗HIV药物后更容易发生肝损害。发现合并病毒性肝炎后就可以在艾滋病抗病毒治疗过程中密切监测肝功能变化，及时处理各种异常情况。

108. 感染了HIV还能注射乙肝疫苗吗？

感染了HIV是可以注射乙肝疫苗的。乙肝疫苗不是活疫苗，原则上不管 $CD4^+T$ 淋巴细胞计数多少都可以注射。但是，当 $CD4^+T$ 淋巴细胞低于 $200/mm^3$ 时机体产生抗体的能力下降，所以为了保证注射疫苗的免疫效果，一般主张在 $CD4^+T$ 淋巴细胞计数大于 $200/mm^3$ 时注射。注射方法建议进行分别于0个、1个、6个月各注射1次，共注射3次的方案。

109. 合并感染乙肝病毒的HIV感染者什么时候开始艾滋病抗病毒治疗？

合并感染乙肝病毒的HIV感染者如果乙肝需要抗病毒治疗，那么不管其 $CD4^+T$ 淋巴细胞水平如何，都需要开始艾滋病的抗病毒治疗。原因如下：拉米夫定和替诺福韦是治疗乙肝病毒的重要药物，而这些药物同时有抗HIV的作用。当用这些药物治疗乙肝的时候，它们也同时抗HIV。但是，单靠它们又不足以完全控制HIV复制，从而可能导致HIV对这些药物耐药。由于替诺福韦和拉米夫定（或者恩曲他滨）既能治疗艾滋病又能治疗乙肝，所以我们用包含这些药物的艾滋病抗病毒治疗方案治疗艾滋病的时候也同时治疗了乙肝。

110. 合并乙肝的 HIV 感染者抗 HIV 治疗方案如何选择？

为了减少乙肝病毒发生耐药的风险，提高治疗乙肝的成功率，合并乙肝的 HIV 感染者的抗 HIV 治疗方案必须包含两种抗乙肝病毒的药物，一般是替诺福韦和拉米夫定（或者是恩曲他滨），再加另外一种治疗 HIV 的药物。国内可用的药物包括依非韦仑、奈韦拉平、克力芝，由于前两个药物有肝损伤，可考虑使用克力芝。如果患者由于各种原因无法应用替诺福韦（例如肾功能不全），则可以用齐多夫定、阿巴卡韦代替。但是，由于此方案只有拉米夫定可以抗乙肝病毒，而单用拉米夫定抗乙肝病毒容易发生耐药，所以还必须加用一种治疗乙肝的药物，一般是口服阿德福韦或者注射干扰素。

111. 丙型肝炎的诊断需要注意什么？

在丙型肝炎的诊断中，除了注意有无输血、应用血制品、静脉吸毒、高危性接触等流行病学史以及肝炎的临床表现外，还要注意以下问题：①抗 HCV 的产生较晚，有的患者可能需要 12 周以上的时间；② CD4$^+$T 淋巴细胞计数较低的患者 HCV 抗体可能出现假阴性，所以抗 HCV 阴性并不能排除 HCV 感染；③单纯抗 HCV 阳性并不能代表慢性丙型肝炎，有可能是丙肝恢复后的状态，还需要检测 HCVRNA。

112. 合并 HIV 感染的慢性丙型肝炎患者如何选择抗 HCV 治疗时机？

对于合并 HIV 感染的慢性丙型肝炎患者，抗 HCV 的启动时机可以参照以下标准。

（1）如果 CD4$^+$T 淋巴细胞计数大于 350/mm^3，则先开始抗 HCV 治疗；如果在抗 HCV 过程中 CD4$^+$T 淋巴细胞计数降低到 200/mm^3 以下，则开始抗 HIV 治疗。

（2）如果 CD4$^+$T 淋巴细胞计数小于 200/mm^3，则先开始抗 HIV 治疗，待 CD4$^+$T 淋巴细胞计数上升到 350/mm^3 以上再开始抗 HCV 治疗。

（3）如果 CD4$^+$T 淋巴细胞计数为 $200 \sim 350/mm^3$，且患者转氨酶大于 2 倍正常值上限，则先进行抗 HCV 治疗。

113. 合并感染丙肝的患者抗 HIV 药物选择需要注意什么？

去羟肌苷不能和抗 HCV 药物干扰素及利巴韦林合用，因为会增加发生胰腺炎、线粒体毒性和肝失代偿的风险。齐多夫定和司坦夫定也尽量不要和抗 HCV 药物合用，因为会增加骨髓抑制和线粒体毒性的风险。一般建议选择替诺福韦＋拉米夫定＋依非韦仑或者克力芝进行抗 HIV 治疗。

114. 艾滋病患者合并结核病的诊断需要注意什么事项？

我国是结核病高发国家，结核病是艾滋病患者最常见的机会性感染之一，所有的 HIV 感染者都要常规筛查结核病。对于免疫功能低下的患者来说，痰检和胸片检查有时候无法诊断结核病，这时候医生就要结合临床症状，例如发热、咳嗽、盗汗、消瘦等甚至细菌培养来诊断结核病。

115. 合并感染结核病的艾滋病患者什么时候开始抗病毒治疗？

总体来说，合并结核病的艾滋病患者应尽早开始抗 HIV 治疗。但是，一般都是先开始抗结核治疗，然后开始抗 HIV 治疗。具体抗 HIV 时机根据患者的 CD4$^+$T 淋巴细胞水平决定，CD4$^+$T 淋巴细胞计数 $< 200/mm^3$ 者应在抗结核治疗 $2 \sim 4$ 周内开始 ART；CD4$^+$T 淋巴细胞计数在 $200 \sim 500/mm^3$ 者应在抗结核治疗 $2 \sim 4$ 周内、最长 8 周开始 ART；CD4$^+$T 淋巴细胞计数 $> 500/mm^3$ 也应在 8 周内开始抗 HIV 治疗。

116. 合并 HIV 感染的结核病患者抗结核治疗药物选择需要注意什么？

因为利福霉素类药物和抗 HIV 病毒药物中的部分非核苷反转录酶抑制药及蛋白酶抑制药有相互作用，所以可能需要调整剂量，甚至避免应用。例如利福平不能和克力芝一起应用，但可以和依非韦仑一起应用而无须调整剂量；利福布汀可以和克力芝一起应用，但利福布汀的剂量要减少至 150 mg，每日 1 次；利福布汀和依非韦仑一起应用的时候，利福布汀的剂量需要增加至 450 mg，每日 1 次；另外，由于利福喷汀每周仅服药 1～2 次，在合并 HIV 感染结核病患者中（特别是 CD4$^+$T 淋巴细胞计数较低的患者）容易出现结核杆菌对利福霉素类的耐药，所以，在合并 HIV 感染结核病患者中不推荐使用利福喷汀抗结核治疗。

117. 什么是 HIV 相关性肾病？如何治疗？

HIV 相关性肾病是由 HIV 感染所导致的一种特殊类型的肾病，确诊 HIV 阳性的患者一旦出现大量蛋白尿、短期内出现肾功能迅速减退，须考虑本病。肾活检是确诊的主要手段，如肾病理表现为典型的塌陷性局灶节段性肾小球硬化，伴有足细胞增生／肥大和足突融合、严重的小管间质炎症以及肾小管微囊扩张即可确诊。本病是导致 HIV 感染患者终末期肾衰竭的主要原因。国外报道 HIV 相关性肾病的发病率 2%～32%。患者需要尽快开始抗病毒治疗，目前我国《国家免费艾滋病抗病毒药物治疗手册》建议，HIV 相关性肾病患者应积极开始抗病毒治疗，无论患者 CD4$^+$T 淋巴细胞计数处于何种水平。治疗中注意根据患者血清肌酐清除率调整抗病毒药物的使用剂量。同时还要使用保护肾功能的对症支持治疗，患者进展至终末期肾衰竭后须适时开始透析，血液透析和腹膜透析疗效相当。

118. HIV 感染者更容易出现心肌梗死吗？如何预防？

HIV 感染者心血管疾病的发病率较普通人群有所增加，包括扩张性心肌病（年发病率 1.59%）、心包积液（除外感染性心包积液，在未经抗病毒治疗的患者中发病率为 11%）、肺动脉高压（在未经抗病毒治疗的患者中发病率为 0.5%）和冠心病（严重者出现急性心肌梗死），有冠心病的其他危险因素（如吸烟、高脂血症等）、家族史和 HIV 是出现心肌梗死的独立危险因素。HIV 感染者发生急性心肌梗死的风险较普通人群增加 75%。由于心血管疾病常表现隐匿，对 HIV 感染者进行定期筛查，有利于其心血管疾病并发症的早期发现和治疗，包括心电图检查、超声心动图检查。同时要积极给予危险因素干预，包括戒烟、饮食调节、适当运动和降脂治疗等。

119. 什么是骨质疏松？HIV 与骨质疏松有关吗？

骨质疏松是骨代谢过程中骨吸收和骨形成出现缺陷，人体内的钙磷代谢不平衡，使骨密度逐渐减低而引起临床症状，如骨痛、病理性骨折。

艾滋病病毒感染导致持续慢性炎症反应，并常伴有某些炎症因子如肿瘤坏死因子 α、白介素 -6 等水平升高。这些炎症因子可刺激破骨细胞活性、提高骨保护素水平或降低 1, 25- 双羟维生素 D_3 水平。另外，抗病毒药物、其他合并用药、年龄、性别及其他外界因素共同作用，亦导致患者容易发生骨质疏松。

HIV 感染者的脊柱、髋关节部位或前臂的骨质疏松或骨钙减少发生率增加。我国有研究对 339 例无症状 HIV 阳性患者和 118 例年龄和性别相当的 HIV 阴性人员进行对照研究，在 339 例 HIV 阳性患者中，15 例患有髋骨质疏松，而 HIV 阴性对照组未发现一例，两组之间有显著性差异。2011 年一项国外荟萃分析表明，15% 的 HIV 感染者患骨质疏松症，其患病率比无感染对照者高 3.7 倍。在接受含有 TDF 的治疗时，骨质疏松可能与药物毒性有关，但是发生率较低。

120. 什么是 HIV 相关认知功能障碍？

认知是指人脑接受外界信息，经过加工处理，转换成内在的心理活动，从而获取知识或应用知识的过程。它包括记忆、语言、视觉空间、执行、计算和理解判断等方面。认知障碍是指上述几项认知功能中的一项或多项受损。

国外文献报道，HIV 相关认知功能障碍（HIV associated neurocognitive disorders, HAND）的发病率可高达 21% ~ 43%，即使是在已经接受抗病毒治疗并且 HIV 病毒载量得到良好控制的 AIDS 患者中也并不少见。现今，HAND 已经成为全球范围内引起年轻人痴呆的最常见病因之一。

HAND 的典型临床表现是不同程度的认知功能下降，包括短时记忆减退、反应变慢、阅读和理解障碍、表情淡漠和精细运动能力下降等，其他表现有眼球运动障碍、腱反射增强、行为和运动异常等。

依照美国神经科学院诊断分类（2007）将 HAND 分为三类：①无症状神经

认知功能损害，即认知功能障碍并不影响患者日常生活；②轻度神经认知功能障碍，即患者自己或他人认为日常功能受到影响；③ HIV 相关痴呆，即患者行为、认知及运动功能受到严重影响。

121. 临床医生如何发现和诊断 HIV 相关认知功能障碍？

首先，临床医生在艾滋病临床诊疗过程中，应提高对 HAND 的认识，对于排除了其他可能造成认知障碍的疾病如隐球菌或结核性脑膜炎、中枢神经系统淋巴瘤、进展性多灶性脑白质病变等后，要考虑 HAND 的可能性。其次，HAND 的诊断常需要采取以下步骤：先进行症状筛查，有针对性地问诊患者，主要问题包括：①记忆有无改变？②行动和思维是否变慢？③注意力能否集中？随后是运用量表筛查，常用的方法有：国际 HIV 痴呆量表和蒙特利尔认知评估量表（北京版）（Montreal Cognitive Assessment BeijingVersion, MoCA），两个量表同时进行筛查可能有助于早期发现 HAND 患者。这两个量表筛查和评分比较容易操作，可以由经过培训的感染科临床医师使用，尤其适用于资源有限地区。如果发现异常可以转介至神经专科，进行简单的神经心理检查，包括钉板测验等，最后进行复杂的神经心理检测，这一过程需要神经内科专科医师完成。

122. HIV 相关认知功能障碍可以治疗吗？如何治疗？

目前针对认知障碍本身并没有特效的治疗方法。但是，大部分感染病学专家认为 HIV 感染晚期患者脑脊液中存在高水平的 HIV RNA 与 HIV 相关性认知功能障碍出现有关，通过有效的 ART 来控制外周血和脑脊液中的 HIV RNA 有可能改善患者神经学方面的表现，很多临床研究结果也支持这一结论。因此，关于 HAND 的治疗策略是：如果患者还没有接受 ART，需要尽快使用能有效渗透进入中枢神经系统的抗病毒治疗药物来进行 ART；如果已经使用 ART，则需要考虑更换 ART 方案，方案中应该包含更为有效且能渗透进入中枢的抗病毒治疗药物，必要时也应根据外周血和脑脊液中 HIV 的耐药情况来调整药物。此外，认知功能训练有可能改善或者是保持患者的生活质量。

123. 能渗透进入中枢的抗病毒治疗药物有哪些？

药物中枢神经系统渗透效率（central nervous system penetration effectiveness, CPE）的制订是依据以往研究中的抗病毒药物对降低脑脊液中病毒载量的效果以及在脑脊液中的浓度和药代动力学特性等。2010 年反转录病毒和机会性感染大会（CROI）重新分类，将药物的 CPE 值从低到高分为 1 分、2 分、3 分、4 分（表 5）。方案中各药物的分值之和为该方案的总评分，反映这个方案渗透到人中枢神经系统的整体情况。CPE 总评分 ≥ 7 分的抗病毒治疗方案被认为具有较高的脑脊液中 HIV 病毒抑制率和神经认知功能的改善。

表 5　抗病毒治疗药物的 CPE 值

CPE 值	抗病毒治疗药物
4 分	齐多夫定、奈韦拉平、茚地那韦 / 洛匹那韦
3 分	阿巴卡韦、恩曲他滨、依非韦伦、洛匹那韦 / 利托那韦、达芦那韦 / 利托那韦、福沙那韦 / 利托那韦、茚地那韦、马拉维罗、拉替拉韦
2 分	去羟肌苷、拉米夫定、司坦夫定、依曲韦林、阿扎那韦、阿扎那韦 / 利托那韦、福沙那韦
1 分	替诺福韦、扎西他滨、奈非那韦、沙奎那韦、沙奎那韦 / 利托那韦、替拉那韦、利托那韦、恩夫韦肽

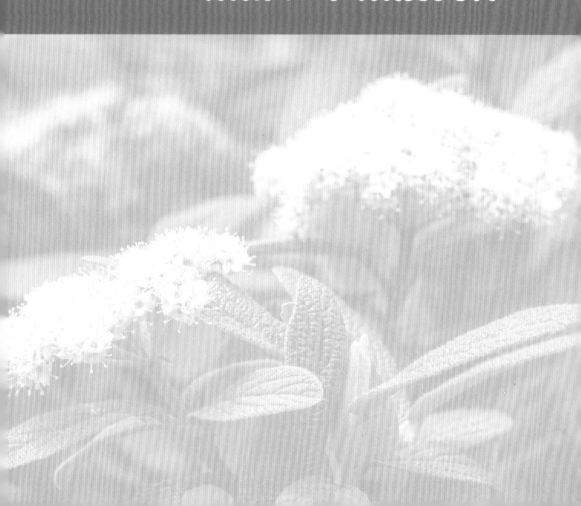

五、HIV感染的预防、干预及关怀

124. 艾滋病作为传染性疾病，流行的三要素是什么？

传染源：HIV 感染者和艾滋病患者是本病的唯一传染源。HIV 主要存在于感染者和病人的血液、精液、阴道分泌物、乳汁中。

传播途径：①性行为：与已感染的伴侣发生无保护的性行为，包括同性、异性和双性性接触。②静脉注射吸毒：与他人共用被感染者使用过的、未经消毒的注射工具，是一种非常重要的 HIV 传播途径。③母婴传播：在怀孕、生产和母乳喂养过程中，感染 HIV 的母亲可能会传播给胎儿及婴儿。④血液及血制品（包括人工授精、皮肤移植和器官移植）。握手，拥抱，礼节性亲吻，同吃同饮，共用厕所和浴室，共用办公室、公共交通工具、娱乐设施等日常生活接触不会传播 HIV。

易感人群：人群普遍易感。日常工作中常指的高危人群包括男性同性恋者、静脉吸毒者、与 HIV 携带者有性接触者、经常输血及血制品者和 HIV 感染母亲所生婴儿。

125. 除了常见感染方式外，哪些特殊情况也可以传播 HIV？

罕见传播方式包括修牙、针灸、密切照顾 HIV 感染的家庭成员、法式亲吻等，但这些情况下传染 HIV 的概率非常低。

126. 全球青少年感染 HIV 情况如何？

截至 2015 年底，全球 10 − 19 岁青少年 HIV 感染者有 200 多万。青少年通常通过性（包括同性或异性）或静脉吸毒感染 HIV。由于青少年感染者比例近年来明显上升，世界卫生组织在 2013 年世界艾滋病日第一次发布针对青少年的治疗关怀政策，要求加强针对青少年的预防干预工作。

127. 为什么吸毒会成瘾？

成瘾的医学用语是物质依赖，指的是为了取得或者维持某种特殊的心理快感或避免停用带来的痛苦，所表现出的一种强烈地、强迫性地、连续或周期性使用某种有害物质的行为和其他反应，并且不顾用药给自己的身心健康、家庭和经济状况、职业功能和社会功能所带来的损害。所谓成瘾包含两个方面：生理性依赖和心理性依赖。

吸毒之所以会上瘾，是与大脑中的一种叫多巴胺的物质有关。多巴胺是一种神经传递质，将神经元的信息从大脑中的一个部分传递到另一个部分。多巴胺与兴奋和欢快有密切联系。毒品可以刺激多巴胺释放，使人产生欣快感，但这种欣快感不能长久维持。成瘾者不断吸毒的原因就是为了持续不断地追求这种快感。

毒品的成瘾性更表现在心理依赖上，医学上称之为"想瘾"或"心瘾"。所谓"想瘾"，是指吸毒者即使在消除了毒品的戒断反应后，仍无法忘怀毒品带给他们的美妙感觉和异常欣快感。他们对毒品心理上的欲望和渴求往往超过生理上所承受的痛苦。于是，许多人在戒断毒品后复吸，而且复吸率达到95%以上。因此，长期戒毒是摆在人类面前的一道难题。

128. 静脉吸毒对艾滋病传播的影响如何？

静脉吸毒者之所以 HIV 感染率高，主要是因为共用针具。静脉注射吸毒者在毒瘾发作时总是急不可待地获取毒品，由于群体吸毒和卫生观念差，同一个注射器常常反复使用或多人共用，如果其中有一个 HIV 感染者，病毒便可通过此途径感染其他共针者。一些女性吸毒者"以淫养吸"，也同样增加了吸毒者传播 HIV 的风险。吸毒者可以反复感染不同的 HIV 毒株或感染其他疾病，如肝炎等。

129. 对静脉吸毒感染者有哪些干预策略？

静脉吸毒的干预策略包括：①阿片类药物替代，即建立美沙酮门诊为吸毒人员提供美沙酮等毒品替代药物；②针具交换，即免费方便地为吸毒者提供经过严格消毒的一次性针具，并且回收已使过的针具；③ HIV 检测咨询，即到相关机构接受 HIV 检测咨询；④对 HIV 感染者提供抗病毒治疗；⑤性生活时使用安全套；⑥患者及性伴的健康宣教；⑦积极处理合并结核、性传播疾病、肝炎等疾病。

在干预工作开展形式方面，应充分利用和发挥社区资源来开展社区综合干预，让静脉吸毒群体中的积极人员参与到宣教等工作中来开展同伴教育。

130. 什么是美沙酮维持治疗？

药物替代治疗是以心理－社会－医学模式为基础，使用医疗上合法的、作用安全和有效的药物替代毒品，通过治疗改变病人的高危险行为和恢复病人各种功能的一种综合性的治疗方法。医学研究证实，海洛因依赖是慢性复发性的脑病，如同高血压和糖尿病等需要长期或终身维持用药一样，吸毒形成依赖的人员也需要长期服药。

美沙酮维持治疗始于 20 世纪 60 年代，由 Dole 和 Nyswander 在美国首先试用，效果很好，于是迅速得到推广，在澳大利亚、加拿大、荷兰、瑞典、瑞士、英国等先后建立了美沙酮维持治疗机构。我国自 2004 年起积极实践此策略，目前全国已经建立了 700 多个美沙酮维持治疗门诊。

美沙酮维持治疗具体作用如下：①每天服用美沙酮可避免病人出现戒断症状；②降低病人对毒品的渴求感（心瘾）；③降低非法药物的使用；④减少共用注射针具，预防艾滋病、乙型肝炎及丙型肝炎等经血液传播的疾病；⑤减少与使用毒品相关的违法犯罪行为；⑥恢复病人的职业功能、家庭功能及社会功能；⑦使病人能长期保留在系统的治疗程序中，接受各项综合干预措施。

131. 吸毒过量了怎么办？

吸毒过量导致的中毒，抢救时应该以就近、就地为原则，尽量减少不必要的转诊、会诊，以提高抢救成功率。采取急救时，医疗机构的急诊科应该提供此项服务，待病情平稳以后可以转戒毒机构进行进一步的戒毒治疗。经过培训，掌握必要的技巧，社区同伴自救方式是及时有效的抢救策略。

132. 如何判断患者为海洛因吸毒过量？

可通过以下几点诊断标准判断吸毒过量。

（1）有烫吸、注射、体内藏毒或大剂量吞服海洛因自杀的病史。向家属或其吸毒的朋友了解过量者平时使用海洛因的方式和确切的使用量及最后一次的用量、使用方式，同时要了解当时或以前有无使用其他成瘾物质，以及既往的躯体疾病史。

（2）具有特征性的中毒三联征：昏迷、针尖样瞳孔、呼吸抑制。吸入过量的海洛因一般程度较轻，主要表现为过度镇静、昏睡、呼吸减慢、瞳孔缩小、对光反射迟钝。静脉注射过量的海洛因中毒程度往往较重，表现为意识障碍、昏迷、腱反射消失，个别严重者出现惊厥、呼吸抑制显著，呼吸频率可降低到3～4次/分钟，可有呼吸节律改变或出现周期性呼吸，严重者呼吸停止；针尖样瞳孔，如脑缺氧过久可有瞳孔扩大。

（3）其他常见症状：体温过低，皮肤冰凉发黏；腹胀、肠鸣音减弱；少尿、尿潴留；多处陈旧性和新鲜注射针痕、静脉变硬；骨骼肌松弛、上颚松弛、舌后坠，可阻塞呼吸道。可见密集的注射瘢痕或条索状瘢痕，可有沿静脉走向的皮肤色素沉着，常见于前臂、手背，有的可以检查到新鲜注射针痕。

133. 海洛因吸入过量的急救措施有哪些？

海洛因过量中毒大多源于意外，与使用海洛因的方式、剂量有关。烫吸者主要从口（鼻）吸入，因其操作复杂、时间长，一次进入体内的数量、速度有限，且当烫吸过程中依赖者不能耐受时会自行停止吸食，因而烫吸者发生过量中毒较为少见或中毒程度较轻。静脉注射海洛因操作简单，一次性进入体内的数量、速度具有随意性，一旦注射量超过个体耐受量或注入速度过快，可很快在体内达到中毒、致死浓度，立即出现中毒症状。另外，静脉注射可产生较烫吸更为强烈的欣快感，而这正是依赖者所追求的。这两点决定了静脉注射是海洛因过量中毒的最常见方式。急救方式主要有：

（1）洗胃、催吐、导泻，阻止海洛因的吸收。如果病人有吞服、体内藏毒史，且时间不超过4小时，就尽早用活性炭50～80克洗胃或全结肠灌肠。

（2）首选药物为纳洛酮，纳洛酮可静脉、气管内给药，用药后1～3分钟起效，5～10分钟达到作用高峰，半衰期为60～90分钟。肌内注射或皮下注射纳洛酮后5～10分钟起效。临床经验表明，用纳洛酮抢救海洛因中毒并无固定的剂量范围，主要依据用药后的拮抗效果和个体中毒症状的缓解程度，并结合生命体征改善情况而确定。

对于无意识障碍的中毒者可行皮下、肌内或静脉注射，首次剂量 0.4 mg 或按 0.01 mg/kg 计算，必要时 2～3 分钟重复一次。对于有意识障碍，但无明显呼吸抑制者，可先用小剂量纳洛酮（0.4～0.8 mg）静脉注射，应防止出现戒断反应。若无反应，可间隔 2～3 分钟重复静脉注射，直到意识恢复。对于意识障碍、呼吸抑制较重者，开始即可静脉注射纳洛酮 2 mg，若没有得到好转，再注射 2～4 分钟，必要时重复，总量可达到或超出 20 mg。

134. 美沙酮与毒品合用的风险是什么？

为了缓解戒断症状和获得快感，进入美沙酮维持治疗程序的病人在引入期和维持期都有可能合并使用海洛因等阿片类物质。

（1）引入期：多因美沙酮剂量偏低不能有效控制戒断症状所致。病人可能由于对美沙酮缺乏了解、担心出现戒断症状，或已出现戒断症状时均可能同时使用海洛因或其他阿片类物质，造成阿片类物质过量或中毒。

（2）维持期：此期美沙酮的用量虽然较为充足，但有的维持治疗病人仍然会为了久别的欣快感而合并使用海洛因。维持量的美沙酮加上要求达到快感的海洛因量，两者的相加作用极易造成阿片类物质过量或中毒。

无论在美沙酮引入期还是维持期，凡合并海洛因等阿片类物质所造成的过量中毒，均应诊断为合用海洛因（或其他阿片类物质）引起的阿片类物质中毒。此时美沙酮的剂量在病人的治疗剂量范围，而造成中毒的原因是合并使用的海洛因（或其他阿片类物质）。合用海洛因（或其他阿片类物质）引起的阿片类物质中毒的临床表现和抢救与阿片类物质中毒的表现和中毒相同。

135. 时下流行的新型毒品有哪些？

新型合成毒品指一大类化学合成毒品，包括苯丙胺类兴奋剂（ATS）以及近年出现的合成大麻和卡西酮等。此类毒品在西方国家一般称为"舞会药"，亦称"俱乐部药"，是 20 世纪 90 年代出现的一个新概念。从字面上理解是指娱乐场所使用的毒品，反映了此类毒品的滥用性质。

新型毒品主要应从两个方面理解，一是从毒品种类上看，此类毒品不同于海洛因等列入麻醉药品管制的所谓"传统毒品"，它来源于化学合成，列入精神药品管制为主，其中也包括一些可供医疗使用的管制药品。参考世界卫生组织对ATS的分类标准，新型毒品可以大体分为四类，第一类是中枢兴奋药，以甲基苯丙胺或冰毒为代表；第二类是致幻药，以氯胺酮或K粉等为代表；第三类兼具兴奋与致幻作用，以摇头丸为代表；第四类是中枢抑制药，如近年出现的 γ-羟基丁丙酯（γ-GHB）和一些可产生逆行性失忆或短时效麻醉作用的镇静催眠药。另外一个是发生时间，这些毒品多是近年来在一些地区发生流行性滥用的毒品。

136. 新型毒品有什么危害？

以苯丙胺类毒品为主的合成类毒品对人体的危害是全面的，最突出地表现在三个方面。

第一，滥用毒品导致的成瘾行为及长期滥用导致的慢性中毒状态，表现为滥用时出现精神兴奋、行为亢奋等急性中毒反应，许多人在一些娱乐场所滥用后剧烈活动出现生理透支，而停用后又出现嗜睡、精神萎靡、抑郁等中枢抑制症状。

第二，苯丙胺类毒品滥用常可导致不同程度和类型的精神病性症状或苯丙胺中毒精神病，这同此类毒品所致的中枢兴奋和致幻作用有关。苯丙胺中毒精神病可出现幻觉、精神错乱、躁狂，一部分人还可发生精神分裂样症状。

第三，急性中毒情况下的行为失控可能导致两种后果，一是不可控制的易激惹、伤人、自伤甚至暴力行为；二是在毒品的作用下产生性冲动、滥用者群体性乱行为，导致性病、肝炎、艾滋病的感染传播。此外，与冰毒等合成毒品滥用的其他相关问题，包括吸毒后驾车等对公共安全构成威胁的问题已经显现。

137. 男男性行为（MSM）人群的 HIV 感染情况是什么？

MSM 人群由于多性伴、不使用安全套、肛交等危险行为，容易感染 HIV。

我国疫情报道显示，艾滋病传播渠道已转变为以性传播为主，每年新诊断病例中，MSM 构成比逐年攀升，2014 年新诊断病例中，MSM 构成比已经攀升至26.7%。2009 年我国 61 个城市 MSM 感染率调查显示，MSM 感染率为 4.9%，最高的地区甚至达到 15%。

男男性行为人群艾滋病毒感染的预防干预是全球共同面对的难题，能否遏制这一人群感染增长势头，对整体防艾战略意义重大。

138. 针对 MSM 人群的预防干预措施有哪些？

具体防范措施包括：①提倡使用安全套；②避免多性伴；③定期检测 HIV；④如包皮过长，建议施行包皮环切术，此举降低性交时皮肤黏膜破损可能，避免细菌和病毒在包皮皱缩部位藏匿，能够预防性传播疾病；⑤感染者应尽早服用抗病毒治疗药物，将体内的病毒载量抑制到最低水平，可以减少性接触时 HIV 传播。

对于 MSM 人群的预防干预，社区和同伴的参与非常重要，吸收 MSM 人群中的志愿者参与工作，建立互信关系，由这些志愿者们用实际行动进行宣教，从而让更多的 MSM 拒绝高危行为。

139. 如何接触 MSM 人群？

由于担心性取向暴露，MSM 具有较高的隐私保护意识，一般人难以接触他们，这给工作的开展带来很大困难。通常可以通过接触的一些 MSM 人群，采取"滚雪球"的方式去寻找更多的目标人群。

通过 MSM 骨干发放宣传手册、讲解男男性行为的危险性、介绍防治知识等，加大对目标人群的防艾宣传，努力使他们了解到不安全性行为存在的隐患，教会他们怎样进行自我保护，通过这些同伴教育和外展服务提高他们的防病意识；骨干还通过 QQ 群等媒介手段，以信息、图片的方式进行防艾健康教育；动员鼓励 MSM 人群进行检测；定期交流，疏散心理压力。

140. MSM 人群的心理压力如何？

当前社会对艾滋病或男男性行为存在一定的偏见，相比其他目标人群，MSM 人群承受着更为巨大的压力，包括社会压力和家庭压力。

有部分男男性行为者迫于社会和家庭的压力，不得不去相亲，结婚，但是因为性取向原因，他们觉得很痛苦。有一部分男男性行为者迫于无奈，只好向家人坦白。曾经有一个男男性行为者和家人坦白后，他父亲因接受不了，导致卒中住进医院，最终因医治无效而去世。很多男男性行为者都表示，他们心理压力过大，经常会觉得心力交瘁。

针对这样的情况，应该寻求同伴社区或专业医疗机构的帮助，获得心理疏导，缓解压力。

141. 哪种性交方式更危险？

在几种性交方式中，其感染和传播艾滋病的危险程度由高到低依次为：肛门性交的被插入方＞肛门性交的插入方＞阴道性交的女方＞阴道性交的男方＞口腔性交的被插入方＞口腔性交的插入方。多性伴、肛交和口交等行为是男男性行为者普遍存在的现象。

肛交的危险性最大，主要原因：①肛肠的黏膜薄而娇嫩，毛细血管多而密，肛交时极易破损，甚至出血，使病原体直接侵入；②直肠内的碱性环境更适宜病毒生存繁殖；③直肠内抗体分泌少，此处朗格汉斯细胞易被 HIV 感染、繁殖。当然，口交也有危险性，口腔的黏膜也是薄而易损，也存在丰富的朗格汉斯细胞，口交时会因牙齿损伤口腔黏膜，或因口腔内炎症、口腔黏膜不完整，在接触阴茎分泌物和精液时造成性病感染。

142. 安全套在使用中的主要注意事项是什么？

使用前应仔细检查安全套有无破损，并正确使用安全套。如在使用过程中发现安全套破裂或脱落，这时应停止性交，取出安全套，可更换新的或质量更好的保险套。

143. "同志"安全套有特别之处吗？润滑剂水性好还是油性好？

"同志"安全套生产厂家宣称针对 MSM 性行为的特点，提高了产品的拉伸强度，加厚了套身，没有储精囊，套身不带润滑剂，而是配有专用润滑剂。通常情况下，不推荐购买此类安全套，特别是缺乏储精囊的安全套容易在射精时爆裂而导致疾病传播，而且加厚套身的安全套影响了性交的快感，MSM普遍反映不好。

必须选择水性润滑剂，因为油性润滑剂（如婴儿油、凡士林等）会破坏安全套的橡胶材质，增加破裂风险，同时由于油剂很难清洁，令一些有害的病菌残留在体内，容易导致各种肛肠炎症，因此使用水溶剂更卫生健康。

144. 女用安全套的使用方法？

安全套可分为男用和女用两种，男用安全套使用率高，使用方法已普遍被大众掌握，女用安全套使用方法尚未被大众熟悉。

展开时的女用安全套两端各有一个易弯曲的环，套底完全封闭，使用时将紧贴阴道末端，外环较大且较薄，使用时可置于阴道口外部以阻隔男性阴茎根部与女性外阴在行事时直接接触。捏紧内环，将安全套送入阴道内，可以感觉到内环上升并逐步深入阴道，直至感觉已到正确位置即可。它可于行性事前数小时放入，也可即时使用。与男用安全套不同的是，它无须依靠男性勃起的阴茎辅助置入阴道，可缓解以往男性对戴套的抵触情绪。并且由于其独特的设计与特殊的材料，可最大限度地防止各种性病和艾滋病的传播。

145. 抗病毒药物除了治疗外还有预防传播的作用吗？

据可靠科学证据，抗病毒治疗对艾滋病的传播有一定的预防作用。长期进行抗病毒治疗的患者，体内病毒载量相应降低，一定程度上能减少传播风险。2001年，新英格兰杂志研究结果显示当阳性配偶的病毒载量低于400拷贝/毫升时，就不会感染阴性的性伴。其后瑞士、德国等研究者发表的文章也提示了类似的结论。当阳性患者接受抗病毒药物治疗至病毒载量检测不到6个月以上、良好的服药依从性、黏膜屏障没有受损时，传播HIV的风险会很低，等同于使用安全套。2010年非洲国家的一项单阳家庭夫妻间传播研究发现，接受抗病毒治疗组性伴新发感染降低92%。HPTN052研究证实，在单阳家庭中，尽早启动抗病毒治疗可以降低 96% 的传播。因此，我们有理由相信坚持抗病毒治疗能够预防艾滋病病毒的传播。

146. 药物可以预防 HIV 阴性者被感染吗？

有效证据显示高感染风险人群服用特定抗病毒药物能够降低 HIV 感染的概率。在 2012 年 7 月 16 日，美国食物与药品管理局（FDA）批准特鲁瓦达（Truvada）作为首个预防感染 HIV 的药物。特鲁瓦达是替诺福韦（TDF）和恩曲他滨（FTC）两种药物的复合制剂，这个药物在 2004 年便开始治疗感染艾滋病病毒的患者，是目前发达国家临床应用最为广泛的抗 HIV 药物之一。具有感染 HIV 风险的健康人（如性伴为感染者或男男同性性行为者），通过服用抗病毒治疗药物作为预防感染的方法，同时结合其他预防干预措施，包括使用安全套、相关的咨询与检测等。但这种预防也仅仅是降低感染风险而已，如果要想彻底与艾滋病无缘，还是必须减少危险行为。

147. HIV 阴性者预防服药存在哪些问题？

尽管科学家对抗病毒药物对艾滋病的预防持谨慎乐观的态度，但还应考虑到一些潜在的客观限制因素：如药物毒性和对生活质量的影响、药物耐药、依从性不能保证、药物费用高等。特鲁瓦达的一般副作用是临床可预见的，但长期服用是否有其他副作用就不得而知，对各种人群服用药物的副作用是否不同也没有确定的临床说法。如果服药者已经感染 HIV 而没有及时检测出来，仅服特鲁瓦达可能会导致耐药。而且健康人群是否能够坚持长期服药，药效会不会逐渐降低，这些都需要较长的时间才能给出答案，所以服药预防不是绝对的预防，还是要配合其他干预措施。另外，预防用药的费用也是一笔不小的开支。对于没有条件和意愿的服药者，我们还是主张采用避免高危感染行为、性行为时使用安全套等方式进行预防。

148.什么叫 HIV 暴露？

暴露是指研究对象接触过某种因素或具有某种特征和行为。根据接触者的职业特点，HIV 暴露分为职业暴露和非职业暴露。

职业暴露人群通常指有或者可能有 HIV 暴露机会的卫生工作者或者从事其他职业的工作人员。HIV 暴露是指经破损皮肤、黏膜及非完整皮肤接触具有潜在的 HIV 感染性的血液、组织、病毒提取物或其他体液等（胸腹水、脑脊液、滑膜液、心包液、羊水液、精液及阴道分泌物）。经破损皮肤暴露的感染率为 0.3%，黏膜为 0.09%。所有接触感染者及其血液、体液的工作人员均为高危人群。影响暴露后感染的因素有接触感染者血液的量、针头使用情况、较深的伤口、暴露源与被暴露者的相关情况等。

非职业暴露是指在工作以外的条件下暴露于可能导致 HIV 感染的情况，例如：与 HIV 感染者发生无保护性行为和与静脉吸毒的 HIV 感染者共用注射器等行为属于非职业暴露。

149.职业暴露后如何处理伤口？

艾滋病的职业暴露是指医务工作者、实验室工作人员及有关监管人员在从事 HIV/AIDS 诊断、治疗、护理、预防、检验、管理工作过程中，暴露于含有 HIV 的血液、体液和实验室培养液，即暴露于含有 HIV 的液体等引起的危害中。

首先进行伤口处理，包括：

（1）只要情况允许，应实行急救。如皮肤有伤口，应当反复轻轻挤压，尽可能挤出损伤处的血液。

（2）肥皂和清水冲洗伤口或沾污的皮肤。如果是黏膜暴露，应用生理盐水（或清水）反复冲洗。

（3）受伤部位的消毒与包扎：伤口应用消毒液（如 75% 乙醇、0.5% 次氯酸钠、0.5% 过氧乙酸、0.5% 碘附等）浸泡或涂抹消毒，并包扎伤口。

（4）由于暴露后是否采取急救措施对暴露后 HIV 感染有一定影响，故应尽量寻找专业医疗机构，以求正确护理伤口和暴露后急救处理。

150. 什么是暴露后预防？

暴露后预防（PEP）是一种 HIV 预防干预措施，如 HIV 阴性个体发生 HIV 暴露，HIV 进入人体到建立明确感染这段时间，采用抗反转录病毒药物可以避免 HIV 感染，因此在发生暴露后，专业人员应该根据暴露情况做出判断，决定是否给予药物进行预防。

对于职业暴露，判断具有感染风险后，首次暴露后用药要在 24 小时内（最好是 2 小时内，越快越好）服用，标准的暴露后预防用药方案为：替诺福韦或齐多夫定＋拉米夫定＋克力芝 / 依非韦伦，持续 4 周，用药过程中加强药物安全性监测。

151. 为何暴露后用药可预防感染？

发生暴露后，HIV 从局部到全身的感染需要一段时间，在此期内使用抗反转录病毒药物可阻止病毒的复制。在一个用猴免疫缺陷病毒（SIV）感染的模型中发现，黏膜暴露于游离病毒 24 小时内，SIV 只感染注射局部的树突状细胞，而在 24 ~ 48 小时后，这些感染的细胞转移到局部的淋巴结，在 5 天内可以在周围的血中查到病毒。基于上面的原理，HIV 暴露后，应尽早使用抗反转录病毒治疗，通过限制靶细胞或淋巴结中病毒的复制而阻止 HIV 全身的感染。

152. 暴露后预防何时开始服药？

在 HIV 暴露行为发生后，应迅速进行评价 HIV 感染的可能性并采集血样快速检测 HIV 抗体，如暴露源 HIV 抗体阳性，并 HIV 暴露危险较大，应尽快给予三联抗病毒治疗，越快越好，最好在 2 小时以内。动物实验研究显示，在暴露后早期用药，预防的效果较好。在暴露后 72 小时后用药，预防的效果较差。随着暴露后预防时间的延迟，抗病毒治疗内在的危险性可能会超过治疗带来的益处。但究竟在何时风险超过益处，目前尚不清楚。在 HIV 感染风险极高时，即使在高危后较长的时间（如 1 周）也应考虑进行暴露后预防。

暴露后预防的最佳疗程目前尚不清楚，动物实验及职业暴露研究显示，抗病毒治疗 4 周具有保护作用。

153.暴露后预防用药过程中需要注意哪些事项？

在实施暴露后预防过程中应进行随访，应告知暴露人员药物的不良反应、可能的药物相互作用以及依从性的重要性，应采取预防措施（如使用安全套、避免献血或捐献组织、避免妊娠和母乳喂养）以防止继发传播，特别是在暴露后 6 ~ 12 周内。

可在暴露后基线、6 周、12 周和 6 个月进行 HIV 抗体检测，HIV 检测的结果应告知暴露人员。在服药基线和 2 周和停药时进行血常规和肝肾功能检测；是否还需要进一步检测，应根据检测结果是否异常而定。

154.单阳家庭如何进行预防干预？

单阳家庭是指配偶或性伴的一方感染 HIV，而另一方没有感染的情况。对于单阳家庭阴性配偶或性伴的预防，我们一般采取以下措施。

（1）保障性伴知情权，促进性伴告知，促使夫妻性行为建立在理解、尊重、平等和安全的基础上。

（2）对感染者及其配偶做心理辅导，定期做家庭咨询。

（3）定期对性伴进行检测。

（4）加强安全套的使用，确保性生活的安全。

（5）为阳性的配偶提供抗病毒治疗。HPTN052 试验已经证实药物对单阳家庭夫妻间传播的高效预防作用。

155.什么是洗精术？

在男性 HIV 阳性的单阳家庭中，洗精能够确保怀孕时没有 HIV 的传播。这一技术首先出现于 1992 年，通过医学手段，将精液中的病毒完全灭活，提取健康精子，再通过和卵子体外结合（俗称试管婴儿），最后将健康胚胎置入母体，保证母体和胚胎都健康安全。最近的一篇系统综述评价了在 HIV 血清不一致夫妇中辅助生殖技术的有效性和安全性。对于存在生育力低下问题的夫妇，如精子活力差、数量低、排卵不规则、老年或子宫内膜异位症，可选择洗精＋卵胞浆内单精子显微注射或体外受精；生育力正常的夫妇，可选择洗精＋宫内人工授精。一项荟萃分析显示，在1184例血清学不一致的夫妇的3900个人工授精周期中，每个周期的中位妊娠率为18.0%，母亲和新生儿在随后的3～6个月随访中无一例出现血清阳转。

目前在国内获得此项服务受限。如在国外寻求服务，花费较大。

156. 男方阳性的单阳家庭如何安全受孕？

男方阳性的单阳家庭，若无法获得洗精服务，可通过抗病毒治疗药物的干预，进行无保护的性交（不使用安全套等保护措施），获得安全受孕。

HIV阳性的男性必须服用抗病毒治疗药物并将病毒载量控制在检测不到水平至少6个月，没有活动的性传播疾病，将无保护的性交限制在女方排卵期进行，可最大限度地增加受孕机会。

由于男方通过抗病毒治疗已经获得了病毒抑制，此时女方的感染机会非常低。如HPTN052研究证实，在单阳家庭中，尽早启动抗病毒治疗可以降低96%的传播。虽然感染风险极小，阴性的女方还可以同时给予暴露前或暴露后预防，以进一步避免感染。建议找专业医师咨询。

157. 女方感染的单阳家庭如何选择受孕方式？

女方感染的单阳家庭，如果是择期自然受孕，阳性者最好在接受抗病毒治疗至病毒载量控制到检测不到至少6个月后考虑受孕。由于男方未感染，可以体外获得男方精液，再注射到女方阴道，这样男方没有感染风险。建议找专业医师咨询。

158. 女性HIV感染者可否生育健康宝宝？

随着女性HIV感染者人数的增加，生育需求也在增加。新生儿HIV感染最主要是通过母婴传播获得。

有效的干预措施可使母婴传播的风险降至1%以下。这些干预措施包括联合抗病毒治疗、选择性剖宫产和人工喂养，其中联合抗病毒治疗是关键。一般来讲，只有体内病毒含量高的时候才选择剖宫产，常规情况下还是阴道分娩。在阴道分娩时，医生避免产钳、会阴侧切等操作，其目的是尽量减少孩子与母亲血液、分泌物接触的机会。在孩子出生后，医生会及时清理新生儿身体上的胎脂、口腔分泌物，并服用抗反转录病毒药物，减少感染的机会。

如果HIV感染的女性决定要生小孩，需要尽早咨询医生，采取母婴阻断措施以便生育健康的宝宝。

159. HIV阳性母亲垂直传播HIV的可能性有多少？

HIV垂直传播的概率根据母体不同状况有所不同。在缺少干预措施的情况下，母婴传播率可以达到15% ~ 45%；如果为HIV阳性母亲提供有效的母婴阻断干预，传播率可以下降到5%以下，在发达国家甚至可以达到1%以下。

因此，所有孕产妇均应在怀孕后尽早筛查HIV，如果HIV抗体检测阳性，应尽早开始抗病毒治疗，以降低母婴传播概率。

160. HIV感染的孕妇如何进行母婴传播预防？

首先应当对HIV感染的孕妇进行初始评估，包括疾病状态和抗病毒药物用药史。无论血浆病毒载量和CD4计数如何，所有HIV感染的孕妇均应进行联合抗病毒治疗以预防母婴传播，在用药前，抗病毒药物已知的风险和益处应告知所有孕妇。在向患者提供咨询时，应强调抗病毒药物依从性的重要性。

抗病毒治疗从妊娠14周开始，孕妇推荐的首选抗病毒方案为AZT+3TC+LPV/r，如果孕妇HB $\leq$ 90 g/L，或基线时中性粒细胞低于0.75×10^9/L，可使用TDF替换AZT，但应注意监测肾功能。在获得LPV/r有困难时，可考虑使用EFV或NVP，但妊娠3个月内避免使用EFV，NVP仅用于CD4细胞小于250/mm^{3}的孕妇。

161. HIV 感染状态不明的孕妇如何处理？

HIV 状态不明的产妇应进行快速 HIV 抗体检测，如果阳性，应尽快进行确证试验。如果已经临产，在等待确证试验结果时，母亲和婴儿先给予抗病毒治疗药物处理。如果确证试验结果阳性，母亲应尽快给予联合抗病毒治疗，婴儿也预防性使用抗病毒治疗药物；如果母亲确证试验是阴性，母亲和婴儿应停止抗反转录病毒治疗。

有条件的地区在进行确证试验的同时，应进行 HIV 病毒载量检测，如果病毒载量较高（RNA > 1000 拷贝/毫升），即使确证试验结果不确定，也应按照 HIV 感染的标准进行处理。如果孕妇已经临产，给予药物阻断的同时，准备进行剖宫产。

162. HIV 暴露的婴儿产后如何处理？

所有 HIV 暴露的新生儿应至少进行为期 6 周的药物预防，以减少母婴传播。阻断药物可使用奈韦拉平或齐多夫定。

由于 HIV 可以通过母乳传播给婴儿，所以 HIV 阳性母亲应该避免母乳喂养。实施人工喂养时，由于缺少母乳中其他保护性抗体的摄入，应注意保证良好的卫生条件和足够的营养摄入。对于不具备人工喂养条件而选择母乳喂养的感染产妇及其家人，应做好咨询工作，指导其进行正确的纯母乳喂养，喂养时间最好不要超过 6 个月，同时积极创造条件，尽早改为人工喂养。

163. 当得知自己感染 HIV 后，患者通常有什么心理反应？

患者在得知感染后，通常会经历几个不同的心理活动时期。

（1）怀疑否认期：患者突然得知确诊为艾滋病，企图以否认的心理方式来达到心理平衡，怀疑医生诊断错误或检查错误。并会去不同医院就诊，希望误诊被证实。

（2）愤怒发泄期：一旦证实了艾滋病的诊断，常会出现强烈的愤怒和悲痛情绪，患者会立即感到对世间的一切都有无限的愤怒和不平，有被生活遗弃、被命运捉弄的感觉，表现悲愤、烦躁、拒绝治疗，并把这种愤怒向周围的人发泄。

（3）合作协议期：患者由愤怒期转入协议期，心理状态显得平静、安详、友善、沉默不语。这时又能顺从地接受治疗并希望医务人员能替他保密，要求得到舒适周到的治疗和护理，希望能延缓死亡的时间。

（4）悲伤忧郁期：当患者在治疗或休养过程中，想到自己还未完成的工作和事业，想到亲人及子女的生活、前途和家中的一切而自己又不能顾及时，便会从内心深处产生难以言状的痛楚和悲伤。再加上病痛的折磨，则进一步转化为绝望，从而产生轻生的念头。

（5）接受升华期：此期患者对自身疾病关注不会太多，而是考虑如何照顾好家人及怎样发挥自己有限的人生价值。

因此，我们要针对患者不同时期的心理特点，科学地进行咨询和健康指导工作，以期获得最好的效果。

164. HIV 感染者通常会有哪些方面的负面情绪？

负面情绪一方面来自疾病本身的痛苦，另一方面来自对该病的认识程度和社会心理感受，还可能来自于经济压力。他们共同的特点是恐惧死亡、担心传染给家人、害怕社会排斥和抛弃，久而久之便会出现厌世、焦虑、失眠、易激动、劳动能力下降，极易对生活丧失信心、产生绝望感。具体表现如下。

（1）孤立无援：由于患者的亲人、朋友对艾滋病的无知和偏见，表现为对患者的疏远和冷漠，甚至断绝关系，使患者处于孤独、无助的境地，出现敏感多疑、不知所措。他们的生活质量、行为和主观性评分均低于正常平均值。

（2）疑虑心理：患者多为青壮年，患病后其社会地位、经济收入、生活兴趣、身体诱惑力和综合能力等方面落差增大，从而会变得对周围的事物特别敏感，心情沮丧，总认为别人在议论自己，异常惶恐。

（3）求助心理：患者易产生失落感，感到自我价值陡然降低，求助心理上升，一方面不希望拖累家人，另一方面渴望得到亲人、朋友及医护人员的关爱怜悯和同情，由于他们常常得不到理解和满足，自尊心严重受挫。

（4）报复与轻生心理：由于认识上的无知，同时长期受疾病的折磨，加之社会上人们对艾滋病患者的恐惧、厌恶、唾弃、躲避，使患者思想压力过重，易产生报复心理与行为，特别是治疗效果欠佳的患者抵触情绪、报复心理及轻生的想法会随着病程的延长日益加剧。

165. 如何简单地评价抑郁和焦虑？

医院焦虑抑郁量表（HAD）由 Zigmond AS 与 Snaith RP 于 1983 年制订，主要应用于综合医院患者中焦虑和抑郁情绪的筛查。原文为英文，共由 14 个条目组成，其中 7 个条目评定为抑郁，7 个条目评定为焦虑。共有 6 条反向提问条目，5 条在抑郁分量表，1 条在焦虑分量表。均为单项选择题，每个题目有四个选项，全部回答完大约需要 10 分钟。采用 HAD 的主要目的是进行焦虑、抑郁的筛选检查，各研究中所采用的临界值不尽相同，因此，认为该量表只能用于筛查。最佳用途是作为综合医院医生筛查存在焦虑或抑郁症状的可疑患者，不宜作为流行病学调查或临术研究中的诊断工具。因此，可以通过量表评价患者有无抑郁和焦虑倾向（见抑郁症与焦虑症自测表），如发现问题可咨询专科医生。

该表由测量对象自行填写，由医生根据患者情况填写内容，对抑郁和焦虑题目分别进行评分。0~7 分判断为无症状；8~10 分判断为可疑症状；11~21 分判断为肯定存在相关心理症状。医生根据评分结果对患者进行处理。

166. 如何处理 HIV 感染者的负面情绪？

医务人员在为患者提供适当的身心干预前，应调适自己的心态，正确认识艾滋病，不带有偏见，不歧视患者，将其视为一般患者予以尊重。

心理干预可应用各项心理学技术，采取劝导说服、启发、鼓励等交流方式帮助患者认识问题，改善心境，增强信心，以消除顾虑。有以下几点原则。

（1）医患双方应建立良好的互信机制。

（2）因人而异、因疾病的不同阶段及特点实施心理干预，根据患者情况变化不断修正护理方案，不能一成不变。

（3）心理治疗应注重当前问题，以消除当前症状为主要目的。

（4）尽量启发患者的自知力。

如果治疗 6 周症状无改善或治疗 12 周症状缓解不彻底，则须考虑重新评价

抑郁症与焦虑症自测表

请您阅读以下各个项目，在其中最符合你过去一个月的情绪评分上画一个圈。对这些问题的回答不要做过多考虑，立即做出的回答往往更符合实际情况。上部分为抑郁测评，下部分为焦虑测评。

(1) 我对以往感兴趣的事情还是有兴趣：⋯⋯⋯⋯⋯⋯⋯⋯⋯⋯⋯⋯⋯⋯ ☐

肯定一样 — 0分； 不像以前那样多 — 1分； 只有一点 — 2分； 基本上没有了 — 3分

(2) 我能够哈哈大笑，并看到事物好的一面：⋯⋯⋯⋯⋯⋯⋯⋯⋯⋯⋯⋯ ☐

我经常这样 — 0分； 现在已经不太这样了 — 1分；

现在肯定是不太多了 — 2分； 根本没有 — 3分

(3) 我感到愉快：⋯⋯⋯⋯⋯⋯⋯⋯⋯⋯⋯⋯⋯⋯⋯⋯⋯⋯⋯⋯⋯⋯⋯ ☐

大多数时间 — 0分； 有时 — 1分； 并不经常 — 2分； 根本没有 — 3分

(4) 我对自己的仪容失去兴趣：⋯⋯⋯⋯⋯⋯⋯⋯⋯⋯⋯⋯⋯⋯⋯⋯⋯ ☐

根本没有 — 0分； 并不经常 — 1分； 经常 — 2分； 肯定 — 3分

(5) 我对一切都是乐观地向前看：⋯⋯⋯⋯⋯⋯⋯⋯⋯⋯⋯⋯⋯⋯⋯⋯ ☐

差不多是这样 — 0分； 并不完全是这样 — 1分；

很少这样 — 2分； 几乎从不这样 — 3分

(6) 我好像感到情绪在渐渐低落：⋯⋯⋯⋯⋯⋯⋯⋯⋯⋯⋯⋯⋯⋯⋯⋯ ☐

根本没有 — 0分； 有时 — 1分； 很经常 — 2分； 几乎所有时间 — 3分

(7) 我能欣赏一本好书或意向好的广播或电视节目：⋯⋯⋯⋯⋯⋯⋯⋯ ☐

常常如此 — 0分； 有时 — 1分； 并非经常 — 2分； 很少 — 3分

---

(1) 我感到紧张（或痛苦）：⋯⋯⋯⋯⋯⋯⋯⋯⋯⋯⋯⋯⋯⋯⋯⋯⋯⋯ ☐

根本没有 — 0分； 有时候 — 1分； 大多时候 — 2分； 几乎所有时候 — 3分

(2) 我感到有点害怕，好像预感到什么可怕的事情要发生：⋯⋯⋯⋯⋯ ☐

根本没有 — 0分； 有一点，但并不使我苦恼 — 1分；

有，不太严重 — 2分； 非常肯定和十分严重 — 3分

(3) 我的心中充满烦恼：⋯⋯⋯⋯⋯⋯⋯⋯⋯⋯⋯⋯⋯⋯⋯⋯⋯⋯⋯⋯ ☐

偶然如此 — 0分； 时时，但并不轻松 — 1分；

时常如此 — 2分； 大多数时间 — 3分

(4) 我能够安闲而轻松地坐着：⋯⋯⋯⋯⋯⋯⋯⋯⋯⋯⋯⋯⋯⋯⋯⋯⋯ ☐

肯定 — 0分； 经常 — 1分； 并不经常 — 2分； 根本没有 — 3分

(5) 我有点坐立不安，好像感到非要活动不可：⋯⋯⋯⋯⋯⋯⋯⋯⋯⋯ ☐

根本没有 — 0分； 并不很少 — 1分； 是不少 — 2分； 确实非常多 — 3分

(6) 我突然发现有恐慌感：⋯⋯⋯⋯⋯⋯⋯⋯⋯⋯⋯⋯⋯⋯⋯⋯⋯⋯⋯ ☐

根本没有 — 0分； 并非经常 — 1分；

非常肯定，十分严重 — 2分； 确实很经常 — 3分

(7) 我感到有点害怕，好像某个内脏器官变化了：⋯⋯⋯⋯⋯⋯⋯⋯⋯ ☐

根本没有 — 0分； 有时 — 1分； 很经常 — 2分； 非常经常 — 3分

抑郁总分 _____ 焦虑总分 _____

和换用或联用药物治疗。

当患者出现全身衰竭、失眠、疼痛、不能进食等多种症状时，医务人员应密切观察病情变化，给予必要的支持疗法，除力求改善全身状况外，更应注意给予患者良好的心理支持，用实例鼓励激发患者的求生欲望，树立其战胜病魔的信心，使患者有足够的心理准备，主动克服困难，积极配合治疗。

167. 用什么好的方法对患者进行干预呢？

通常，单方面长篇大论讲道理、灌输式的方法效果比较差，我们可以借助一些专业的心理学方法，这里推荐一种"动机强化访谈法"。

动机是发动、指引和维持躯体和心理活动的内部动力，动机的产生依赖两类因素——需要和诱因。在行为改变中，动机是一种准备程度或者是急迫程度的状态，会随着时间与外在情境而变化。例如：患者是否吃药，就是看他的动机是否足够。动机还指一个人会不会对某种引发改变的策略做投入、持续、坚持的概率。例如：患者是否能够坚持吃药，同样是看他的动机是否足够。

动机的三要素：①重要性，即认为该事件的重要程度；②信心，即当事人对该事件的信心大小；③准备程度，即当事人对该事件准备程度。

动机强化访谈法就是帮助当事人理清思路，总结优势的一面和不太好的方面；总结健康行为和生活目标的关系，损害健康的行为与今后生活的关系。最终让当事人自己做出决定，自己开始改变。

168. 动机强化访谈法的原则和操作步骤是什么？

动机强化访谈法有五个原则：表达共情心、创造差异、避免争辩、化解阻抗、支持自我效能感。

动机促进访谈的八步骤：

(1) 建立治疗联盟，即与当事人建立良好的医患关系。

(2) 增强改变技能，即提高医务工作者自身素质。

(3) 评估当事人的某种行为，使用一些方法进行辅助，如画线法。

(4) 探讨某种行为带来的好的和不太好的方面，与当事人平等对话，反复多次，充分讨论。

（5）使用做决定四格表，是一种辅助做决定的方法。

（6）接受矛盾，即接受当事人的一些矛盾的想法或行为。

（7）帮助当事人设定目标。

（8）促进当事人的正性改变。

169.动机强化访谈法具体使用方法有哪些？

首先介绍划线法。使用意愿／信心／准备程度评分标尺，通常在5分钟内给出评估结果。评价内容包括：

（1）a.对你来说，使用药物有多重要？ b.对于发生改变，你的信心有几分？ c.你对改变的准备程度怎么样？

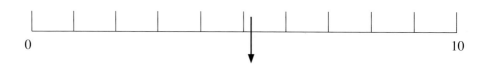

评分：1～10分（1＝不重要／没信心／没准备，10＝非常重要／非常有信心／准备很充分）

（2）你为什么给自己评这么高／低的分？什么能帮助你，使你的评分再高一点？评分达到几分，你才想做出改变？

另外，介绍一种做决定四格表。

例如讨论接受抗病毒治疗的优缺点？（每格满分10分）

充分讨论前患者自己打分：

	短期	长期	得分
优点	5	5	10
缺点	10	10	20

医生与患者共同讨论，理清思路，客观了解实情后患者再次打分：

	短期	长期	得分
优点	8	9	17
缺点	5	3	8

170. 什么是恐艾症？

恐艾症是艾滋病恐惧症的简称，是一种对艾滋病的强烈恐惧，并伴随焦虑、抑郁、强迫、疑病等多种心理症状和行为异常的心理障碍。患者怀疑自己感染了艾滋病病毒，或者非常害怕感染而有洁癖等强迫症表现。

艾滋病恐惧症患者表现出精神抑郁、情绪变化多端、严重失眠、对周围事物淡漠、体重下降和周身不适等反应，不少患者认为自己的身体不适就是感染了艾滋病病毒，反复拨打热线电话咨询，或者反复去做艾滋病抗体检测，对阴性结果又持怀疑态度，总认为检测不准确或者现有试剂检测不出来自己的病毒。

171. 恐艾症的具体表现有哪些？

临床将恐艾症分为四种类型：

（1）疑病型艾滋病恐惧症：此型最为常见。患者认为自己已经感染了艾滋病病毒，因此反复检查，四处求医，经多次检查，结果为阴性仍不能消除自己的恐惧和担心。对和艾滋病类似的症状非常敏感，如一旦出现发热、全身无力、皮疹、淋巴结肿大等症状就认为自己得了艾滋病，极度恐惧。

（2）强迫型艾滋病恐惧症：比较常见。临床表现为担心自己会被传染艾滋病病毒，处处过分小心谨慎，极力回避各种可能被感染的场合。如不敢使用公共厕所，不敢接触血液制品等。而且伴有反复清洗行为，表现在当接触了自己认为可能被感染的物品后需要反复大量的清洗，严重损坏了患者的社会功能。

（3）焦虑型艾滋病恐惧症：临床表现为想到或看到"艾滋病"这三个字及艾滋病的相关报道即出现紧张不安和烦躁；经常提心吊胆担心自己已经感染或会被感染艾滋病；经常处于高度警觉状态，如临大敌。同时也可能伴有各种躯体症状，如坐立不安、往复走动、唉声叹气等。

(4) 恐惧型艾滋病恐惧症：临床表现主要症状为恐惧。表现为对艾滋病及其与艾滋病有关的一切东西和场所的恐惧。如知道艾滋病可以通过血液传播，于是对血液表现出极度的恐惧；对吸毒人员、性工作者及艾滋病患者表现出恐惧反应；对医院里的针具，公共厕所表现出恐惧反应。在接触到所恐惧事物的时候会出现心慌、出汗、肌肉紧张、颤抖等自主神经紊乱症状。

172. 恐艾症如何治疗？

艾滋病恐惧症的治疗主要是心理治疗。

第一，是调整患者的认知，让患者对艾滋病有一个正确的认知，如艾滋病的传播途径等具体的知识，缓解患者的心理压力。

第二，可以用放松训练来缓解患者的恐惧焦虑情绪，让患者能从恐惧焦虑的情绪状态中放松下来。

第三，是转移注意力，不要让患者将注意力都集中到自己的身体上，因为越关注身体，那么身体上的一些轻微不适就会被无限放大，从而导致患者越来越焦虑，进入到一个恶性循环之中。

173. 世界艾滋病日的由来？

12月1日是世界艾滋病日，旨在提高公众对艾滋病在全球传播的意识水平，号召世界各国和国际组织在这一天举办各种活动，宣传和普及预防艾滋病的知识。因为第一个艾滋病病例是在1981年12月1日被发现的，自1988年开始确立这一天为艾滋病日，标志是红丝带，表示对艾滋病患者及与他们共同生活者的关怀与接纳，并团结一致对抗艾滋病。每年都会有不同的宣传主题。

174. 艾滋病国际组织登录网址是什么？

如果需要获取一些国际上权威的艾滋病相关信息，可以登录以下专业机构的网址，根据需要进行信息查询。

（1）联合国艾滋病规划署 www.unaids.org

（2）世界卫生组织 www.who.int

附录

附录 A　国内注册的抗反转录病毒药物

1. 核苷类和核苷酸类反转录酶抑制药（NRTIs）

通用名／商品名	剂型	成人推荐剂量	食物效应	不良反应
齐多夫定（AZT、ZDV）	100 mg 胶囊、片剂，300 mg 片剂，10 mg/ml 口服液	300 mg，每日 2 次	服药与进食无关	• 头痛、恶心等 • 骨髓抑制、贫血或中性粒细胞减少症 • 肌病、肌痛、肌酸磷酸激酶升高 • 有潜在发生乳酸酸中毒及脂肪营养不良的危险，但是发生程度弱于 d4T
拉米夫定（3TC）	150 mg 和 300 mg 片剂，10 mg/ml 口服液	300 mg，每日 1 次，或 150 mg，每日 2 次	服药与进食无关	• 副作用较小 • 乳酸酸中毒合并脂肪变性，在使用 NRTIs 类药物时虽然很少发生，但有可能危及生命
替诺福韦（TDF）	300 mg 片剂	300 mg，每日 1 次	服药与进食无关	• 肾功能不全 • 腹泻、恶心、呕吐、胃胀 • 头痛、衰弱 • 乳酸酸中毒并肝脂肪变，虽然很少发生，但有可能危及生命
阿巴卡韦（ABC）	300 mg 片剂，20 mg/ml 口服液	300 mg，每日 2 次；600 mg，每日 1 次	服药与进食无关	• 在所有核苷类反转录酶抑制药中，ABC 所产生的线粒体中毒作用最弱 • 当患者服用 d4T 或者 AZT 产生乳酸酸中毒时可以用于替代治疗 • 有 2%～5% 的患者有可能出现超敏反应
齐多夫定／拉米夫定合剂（AZT+3TC）	150 mg3TC + 300 mgAZT 片剂	每次 1 片，每日 2 次	服药与进食无关	系固定剂量的联合用药，肌酐清除率 < 50 ml/min 或肝功能损害的患者不能使用

三协维 （ABC + AZT + 3TC）	300 mgABC + 300 mgAZT + 150 mg3TC 片剂	每次 1 片，每 日 2 次	服药与进 食无关	系固定剂量的联合用 药，肌酐清除率＜ 50 ml/min 或肝功 能损害的患者不能 使用
恩曲他滨 （FTC）	200 mg 胶囊	每次 200 mg， 每日 1 次	服药与进 食无关	• 头痛，失眠 • 腹泻、恶心 • 皮疹 • 皮肤退色（非高加 索患者手掌、足底 出现色素沉着） • 中性粒细胞减少症 • 乳酸酸中毒 • 严重肝大合并肝脂 肪变性
阿巴卡韦 / 拉米 夫定 （ABC + 3TC）	600 mgABC + 300 mg3TC 片剂	每次 1 片，每 日 1 次	服药与进 食无关	系固定剂量的联合用 药，肌酐清除率＜ 50 ml/min 的患者 不能使用
替诺福韦 / 恩曲 他滨 （TDF+FTC）	300 mgTDF + 200 mgFTC 片剂	每次 1 片，每 日 1 次	服药与进 食无关	系固定剂量的联合用 药，肌酐清除率＜ 30 ml/min 或需要 血液透析的患者不 能使用

2. 非核苷类反转录酶抑制药（NNRTIs）

通用名 / 商品名	剂型	成人推荐剂量	食物效应	不良反应
依非韦仑 （EFV）	50 mg、200 mg， 600 mg 片剂	每日 600 mg， 空腹口服， 睡前服用较 好	高脂肪 / 高热 量食物可提高 片剂药物血浆 峰浓度79%	• 皮疹[①] • 中枢神经系统症状[②] • 转氨酶水平增高 • 大麻试验假阳性 • 在猴子产生致畸作 用[③]
奈韦拉平[④] （NVP）	200 mg 片剂； 10 mg/ml 口服 液	200 mg 每日 1 次，共 14 日；然后 200 mg，每 日 2 次	服药与进食无 关	• 皮疹[①] • 症状性肝炎（包括 肝坏死） 曾有报告

（续表）

利匹韦林 （RPV）	25 mg 片剂	25 mg，每日 1 次	随餐口服	• 恶心、腹痛、呕吐 等胃肠道反应 • 头疼、眩晕 • 疲乏 • 抑郁、失眠、异常 梦境 • 皮疹
依曲韦林 （ETR）	100 mg 片剂	每次 200 mg， 每日 2 次	服药与进食无 关	• 皮疹，包括致命性 皮疹 • 腹泻、腹痛、恶心、 呕吐、乏力 • 周围神经病 • 黄疸 • 精神或情绪改变 • 癫痫发作和高血压

注：[①]在临床试验中，患者因为皮疹停用 NNRTIs 的百分率：服用奈韦拉平为 7%，服用依非韦仑为 1.7%。在使用 NNRTIs 的病例中发生罕见 Stevens-Johnson 综合征概率最高的是奈韦拉平。轻至中度皮疹（30%）较为常见，且常为自限性。

[②]不良反应包括眩晕、嗜睡、失眠、梦异常、迷糊、异常思维、注意力受损、健忘、兴奋、人格解体、谵妄和欣快感。以上不良反应总的发生率在依非韦仑为 52%，其中因为这些依非韦仑不良反应而停止治疗的为 2.6%；在 2～4 周后这些症状自行消失。

[③]其他非核苷类对非人类灵长类的致畸作用目前尚无数据支持。

[④]奈韦拉平具有潜在的肝毒性作用。基线 CD4$^+$T 淋巴细胞 ≥ 400/mm^3 的男性，基线 CD4$^+$T 淋巴细胞计数 ≥ 250/mm^3 的女性，NVP 会增加肝毒性的危险，并通常出现在开始治疗后的 16 周以内，因此对上述两类患者应避免使用。

3. 蛋白酶抑制药（PIs）①②

通用名／商品名	剂型	成人推荐剂量	食物效应	不良反应
洛匹那韦＋利托那韦（LPV/r，克力芝）	片剂：每片含LPV 200 mg＋RTV 50 mg；口服液：每 5 ml 含LPV 400 mg＋RTV 100 mg（口服液含 42% 的乙醇）	LPV 400 mg＋RTV 100 mg（2 片或 5 ml），每日 2 次	与进食无关	• 胃肠不耐受、恶心、呕吐、腹泻 • 衰弱 • 高脂血症（尤其是三酰甘油浓度升高） • 血清转氨酶升高 • 脂肪异常分布③ • 对血友病患者有可能增加出血频率
阿扎那韦（ATV）	100 mg、150 mg、200 mg 胶囊	400 mg，每日 1 次	和食物同时服用可以增加生物利用度；但避免与抑酸药同时服用	• 可引起间接高胆红素升高 • 有些患者可以引起 PR 间期延长——有症状的 I 度房室传导阻滞；慎用于房室传导功能障碍的患者，或者同时服用可以引起房室传导功能异常的药物 • 高血糖 • 脂肪分布不均 • 有可能增加血友病患者的出血概率
达芦那韦（DRV）	300 mg 片剂	经治患者：每次达芦那韦（DRV）600 mg 和利托那韦（RTV）100 mg，每日 2 次 初治患者：每次达芦那韦（DRV）800 mg 和利托那韦（RTV）100 mg，每日 1 次	和食物同服能增加 AUC 和 C_{max} 30%。食物中热量和脂肪含量对药物无显著影响	• 腹泻、恶心、呕吐、腹痛 • 头痛 • 皮疹 • 肝毒性 • 高血糖症

注：①建议所有的蛋白酶抑制都使用经小剂量利托那韦（RTV）激动后剂型；

②有报道使用蛋白酶抑制药（各药均有涉及）后原有糖尿病患者血糖控制恶化，新发生糖尿病包括酮症酸中毒；

③对于有高三酰甘油血症或高胆固醇血症的患者，应对他们的心血管情况和

胰腺炎风险进行评估，干预措施包括调整饮食结构、采用降脂药物或停止 PIs 类药物。

4. 融合抑制药

通用名／商品名	剂型	成人推荐剂量	食物效应	不良反应
恩福韦肽（T-20）	90 mg 混悬注射液	每次 90 mg，每日 2 次，上臂、前大腿、腹部皮下注射	与进食无关	• 注射局部反应：疼痛、硬结、瘙痒等 • 细菌性肺炎 • 过敏反应

5. 进入抑制药

通用名／商品名	剂型	成人推荐剂量	食物效应	不良反应
马拉韦罗（MVC）	150 mg、300 mg 片剂	与具有强 CYP3A 抑制作用的 PIs（TPV/R 除外）、DLV 联用时，每次 150 mg，每日 2 次；与 NRTIs、TPV/R、NVP 以及其他非强 CYP3A 抑制药和诱导药联用时，每次 300 mg，每日 2 次；与 CYP3A 诱导药如 EFV 联用时，每次 600 mg，每日 2 次	与高脂食物同服可使其 C_{max} 及 AUC 下降 33%	• 恶心、呕吐、腹痛 • 头晕、嗜睡 • 感觉异常 • 便秘 • 皮疹 • 转氨酶升高

6. 整合酶抑制药

通用名/商品名	剂型	成人推荐剂量	食物效应	不良反应
拉替拉韦（RAL）	400 mg 片剂	每次 400 mg，每日 2 次	服药与进食无关	• 恶心、头痛 • 腹泻、乏力 • 瘙痒 • 便秘 • 出汗
多替拉韦（DTG）	50 mg 片剂	每次 50 mg，每日 1 次	与进食无关	• 超敏反应（<1%）：包括皮疹，全身症状及器官功能损伤（包括肝损伤） • 失眠（最常见，≥2%） • 头痛（最常见，≥2%） • 其他：降低肾小管分泌肌酐，但不影响肾小球功能

附录 B　美国食品药品监督管理局（FDA）批准的抗反转录病毒药品（2015）

药品类别	通用名	缩写
核苷类反转录酶抑制药	拉米夫定 Lamivudine	3TC
	富马酸替诺福韦二吡呋酯 Tenofovir Disoproxil Fumarate	TDF
	司坦夫定 Stavudine	d4T
	齐多夫定 Zidovudine	AZT
	阿巴卡韦 Abacavir	ABC
	去羟肌苷 Didanosine	ddI
	恩曲他滨 Emtricitabine	FTC

药品类别	通用名	缩写
非核苷类反转录酶抑制药	依曲韦林 Etravirine	ETR
	依非韦伦 Efavirenz	EFV
	奈韦拉平 Nevirapine	NVP
	地拉韦定 Delavirdine	DLV
	利匹韦林 Rilpivirine	RPV
蛋白酶抑制药	洛匹那韦／利托那韦 Lopinavir / Ritonavir	LPV/r
	阿扎那韦 Atazanavir	ATV
	利托那韦 Ritonavir	RTV
	达芦那韦 Darunavir	DRV
	福沙那韦 Fosamprenavir	FPV
	茚地那韦 Indinavir	IDV
	奈非那韦 Nelfinavir	NFV
	沙奎那韦 Saquinavir	SQV
	替拉那韦 Tipranavir	TPV
进入抑制药 （CCR5 抑制药）	马拉韦罗 Maraviroc	MVC
融合抑制药	恩夫韦肽 Enfuvirtide	T-20

药品类别	通用名	缩写
整合酶抑制药	拉替拉韦 Raltegravir	RAL
	多替拉韦 Dolutegravir	DTG
	艾维雷韦 Elvitegravir	EVG
药代动力学增强剂 （CYP3A 抑制剂）	考比司他 Cobicistat	COBI
复合制剂	齐多夫定／拉米夫定 Zidovudine / Lamivudine	AZT / 3TC
	替诺福韦／恩曲他滨 Tenofovir / Emtricitabine	TDF / FTC
	阿巴卡韦／拉米夫定 Abacavir / Lamivudine	ABC / 3TC
	阿巴卡韦／拉米夫定／齐多夫定 Abacavir / Lamivudine / Zidovudine	ABC / 3TC / AZT
	洛匹那韦／利托那韦 Lopinavir / Ritonavir	LPV/r
	达芦那韦／考比司他 Darunavir / Cobicistat	DRV / COBI
	阿扎那韦／考比司他 Atazanavir / Cobicistat	ATV / COBI
	依非韦伦／恩曲他滨／替诺福韦 Efavirenz / Emtricitabine / Tenofovir	EFV / FTC / TDF
	艾维雷韦／考比司他／恩曲他滨／富马酸替诺福韦 二吡呋酯 Elvitegravir / Cobicistat / Emtricitabine / Tenofovir	EVG / COBI / FTC / TDF
	艾维雷韦／考比司他／恩曲他滨／替诺福韦艾拉酚胺 Elvitegravir / Cobicistat / Emtricitabine / Tenofovir 　Alafenamide Fumarate	EVG / COBI / FTC / TAF
	利匹韦林／恩曲他滨／替诺福韦 Rilpivirine / Emtricitabine / Tenofovir	RPV/ FTC / TDF
	阿巴卡韦／拉米夫定／多替拉韦 Abacavir / Lamivudine / Dolutegravir	ABC / 3TC / DTG